The Graphic Guide Box

グラフィックガイド
薬剤師の技能
―理論まるごと実践へ―
〔第 2 版〕

責 任 編 集

元近畿大学薬学部教授　髙田 充隆

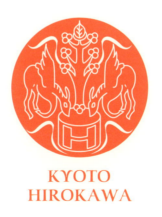

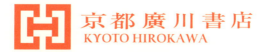

編集者・執筆者一覧（50音順）

荒川 行生	元大阪薬科大学	教授
飯原 なおみ	徳島文理大学香川薬学部	教授
石渡 俊二	近畿大学薬学部	准教授
井上 知美	近畿大学薬学部	講師
大鳥 徹	近畿大学薬学部	教授
岡野 友信	立命館大学薬学部	教授
恩田 光子	大阪医科薬科大学	教授
角本 幹夫	立命館大学薬学部	准教授
片岡 和三郎	元武庫川女子大学薬学部	教授
北小路 学	近畿大学薬学部	准教授
栗原 晶子	武庫川女子大学薬学部	教授
小竹 武	近畿大学薬学部	教授
髙田 充隆	元近畿大学薬学部	教授
中妻 章	徳島文理大学香川薬学部	講師
二宮 昌樹	徳島文理大学香川薬学部	教授
廣谷 芳彦	元大阪大谷大学薬学部	教授
藤本 麻依	元近畿大学薬学部	講師
細見 光一	近畿大学薬学部	教授
森山 雅弘	兵庫医療大学薬学部	教授

第 2 版序文

　薬学 6 年制教育が 2006 年に始まってから 2018 年で 13 年目を迎える．2015 年には新カリキュラムが導入され，新カリキュラムで入学した学生が 4 年生となり，新カリキュラムでの事前学習を履修することになる．また，2019 年からは新カリキュラムでの病院・薬局実務実習が始まる．各大学では，カリキュラムの変更に合わせ，大学における事前学習の内容変更への対応に苦労していることが想像される．「グラフィックガイド薬剤師の技能」は 2009 年に発行後，全国の大学で事前学習の教科書として採用され，多くの教員の方から非常に使いやすいとの評価を頂いた．また，病院・薬局実習を受け入れている薬剤師の先生方からは，学生が薬剤師の技能に対して大学でどのようなことを学習し，どのような技能を修得しているのかを理解することができ，大変参考になるとの評価を頂いた．今回，全面的に内容を見直すとともに新カリキュラムに対応できるように新たな項目を取り入れ内容を充実させた．

　近年，薬剤師によるフィジカルアセスメントが行われるようになってきた．病院や在宅医療における実務レベルでは，まだ先進的な施設や薬剤師に限定されているが，今後の流れとして，薬剤師の技能として必要となると考えられる．新コアカリキュラムにおいても，フィジカルアセスメントに関する内容が盛り込まれており，各大学ではその対応に苦慮しているのではないかと思われる．また，6 年制教育が始まった頃はまだそれほど行われていなかった持参薬監査も，今では病院薬剤師が普通に行う業務となっている．簡易懸濁法もこの間急速に普及した技術である．このように，10 数年の間に薬剤師が行うようになった業務や技能を大学で適切に教育できるように，これらの内容を収載し，新たな OSCE にも対応できることを視野に入れ，大幅な改訂を行った．

　初版における本書の編集方針は，代表的な薬剤師技能をいくつかのステップに分けて，各ステップごとに詳細な写真やイラストを用い，細かい説明より視覚で一目瞭然に理解できるように工夫した教科書とすることであった．実際の病院や薬局で行われる薬剤師業務は流れるようにスムーズに行われるが，事前学習では，その中の 1 ステップを確実に行うことができるようになることに主眼を置いた．改訂版における編集方針に変更はなく，初版のそれを継承した．

　本書では事前学習で必要と思われる薬剤師の主な技能や態度について取り扱い，本書の内容を修得することにより，自然と OSCE で実施される課題についても応用できるものと考えている．

　本書が，薬学生の薬剤師技能と態度の修得に役立つことを願っている．

　本書の企画・編集を強力にすすめて頂いた京都廣川書店社長廣川重男氏及び同社編集・制作部の田中英知氏を始めとするスタッフ，また，200 点余のすばらしいイラストを描いて頂いた有限会社羽鳥事務所伏田なが子氏に深甚の敬意を表する．

2018 年 3 月

編著者代表　髙田充隆

目　　次

1章　処方箋監査　　　*1*

① 記載事項の確認 ………………………………………………… *4*
② 薬品名，剤形，規格の確認 …………………………………… *6*
③ 用法・用量の確認 ……………………………………………… *8*
④ 投与日数の確認 ………………………………………………… *10*

2章　薬袋作成　　　*13*

① 調剤設計 ………………………………………………………… *16*
② 薬袋の選択 ……………………………………………………… *17*
③ 薬袋作成（薬袋への記入） …………………………………… *18*
④ 薬袋と処方箋の確認 …………………………………………… *20*

3章　疑義照会　　　*21*

① 疑義・提案事項の明確化と整理 ……………………………… *24*
② 処方医への照会（電話による照会） ………………………… *25*
③ 照会後の処理 …………………………………………………… *28*

4章　計数調剤　　　*31*

① 調剤薬の特定 …………………………………………………… *34*
② 薬品棚の特定 …………………………………………………… *36*
③ 薬品の取り揃え ………………………………………………… *37*
④ 調剤薬を薬袋へ ………………………………………………… *38*

5章　散剤調剤　　　*39*

① 調剤薬の特定 …………………………………………………… *42*
② 装置瓶の特定 …………………………………………………… *44*

③ 秤量 ……………………………………………………… *45*
④ 混和 ……………………………………………………… *49*
⑤ 分割分包（手分包）…………………………………… *50*
⑥ 調剤薬の自己監査 ……………………………………… *51*
付録：錠剤の粉砕 …………………………………………… *52*

6章　水剤調剤 *55*

① 処方薬剤の特定 ………………………………………… *58*
② 秤取量の計算 …………………………………………… *60*
③ 調剤薬の特定 …………………………………………… *62*
④ 秤量 ……………………………………………………… *63*
⑤ ラベルの作成 …………………………………………… *66*
⑥ 自己監査 ………………………………………………… *67*

7章　軟膏調剤（混合） *69*

① 調剤薬の特定 …………………………………………… *72*
② 秤量 ……………………………………………………… *73*
③ 混合 ……………………………………………………… *75*
④ 容器への充填 …………………………………………… *76*
⑤ 薬袋の作成 ……………………………………………… *77*
⑥ 自己監査 ………………………………………………… *78*

8章　調剤監査 *79*

① 処方の確認 ……………………………………………… *82*
② 薬袋記載内容の確認 …………………………………… *84*
③ 調剤薬の確認 …………………………………………… *86*
④ 薬剤情報提供文書の確認 ……………………………… *89*
⑤ 薬剤交付準備 …………………………………………… *90*

9章　持参薬監査 *91*

① 患者情報の把握および入院前の処方内容の確認 …… *94*

② 持参薬の確認とお薬手帳等との照合，服薬状況の把握‥95
③ 持参薬確認表（持参薬鑑別書等）の作成……………………97
④ 持参薬に関する入院中の服薬計画の提案…………………98

10章　無菌操作（無菌調製の準備，手洗い）　　　99

① 注射剤，物品の準備……………………………… 102
② 帽子，マスクの装着……………………………… 105
③ 手洗い…………………………………………… 106
④ ガウンの装着……………………………………… 108
⑤ 手袋の装着………………………………………… 109
⑥ 調製前準備，清拭………………………………… 110

11章　注射剤の混合　　　113

① 混合前の準備，監査……………………………… 116
② 注射剤の取扱い…………………………………… 117
③ シリンジ，針の取扱い…………………………… 119
④ 薬剤の溶解，吸引，混合………………………… 121
⑤ エア抜き，無菌キャップ装着…………………… 126
⑥ 脱衣と廃棄………………………………………… 128

12章　抗悪性腫瘍剤の調製　　　131

① 注射剤，物品の準備……………………………… 134
② 無菌調製の準備…………………………………… 135
③ シリンジ，針の取扱い…………………………… 136
④ 薬剤の溶解，吸引………………………………… 138
⑤ 混合調製…………………………………………… 140
⑥ 調製後処理………………………………………… 141

13章　簡易懸濁法　　　143

① 薬剤・器具の準備………………………………… 146
② 温湯の準備………………………………………… 147

③　懸濁・混和（方法1）······················· 148
　③　懸濁・混和（方法2）······················· 150
　④　投与······································· 152

14章　患者応対（初回来局時）　　　*153*

　①　挨拶······································· 156
　②　受付・初来局の確認······················· 157
　③　問診の目的を説明························· 158
　④　質問表の記載依頼························· 159
　⑤　回答内容の確認··························· 160
　⑥　クロージング····························· 162

15章　患者応対（病棟）　　　*163*

　①　患者情報の収集··························· 166
　②　来室時の挨拶····························· 168
　③　初回時の情報収集························· 169
　④　持参薬の調査····························· 171
　⑤　クロージング····························· 172
　⑥　服薬指導方針の決定······················· 173

16章　薬剤交付（薬局）　　　*175*

　①　事前準備································· 178
　②　患者呼び出し····························· 179
　③　服薬指導の目的説明······················· 180
　④　情報収集································· 181
　⑤　説明・指導······························· 183
　⑥　クロージング····························· 185
　参考　セルフメディケーションの支援··········· 186

17章　薬剤交付（病棟）　　　*189*

　①　薬歴の作成······························· 192

② 薬剤の交付（服薬指導時）·················· 193
③ 薬剤管理指導記録の記載·················· 195
④ 他の医療スタッフへのフィードバック·················· 196
⑤ 退院時の薬剤交付（退院時の服薬指導）·················· 197

18章　医療従事者への情報提供－処方提案　　*199*

① 処方の評価と代替案の検討·················· 202
② 医師への処方提案·················· 207
③ 処方提案後のフォローアップ·················· 212

19章　血圧測定　　*213*

① 血圧測定の準備をする·················· 216
② 上腕動脈を適切に触診する·················· 218
③ マンシェットを適切に巻く·················· 219
④ 聴診器を適切な位置に当て，適切に取り扱う·················· 221
⑤ マンシェットの内圧を適切に上げ下げする·················· 222
⑥ 血圧の所見（最高と最低血圧値）を述べる·················· 224

20章　浮腫の確認　　*227*

① 患者の同意を得る·················· 230
② 適切な位置で浮腫の確認を行う·················· 231
③ 浮腫の所見を述べる·················· 232

21章　肺音の聴診　　*235*

① 患者に聴診の同意を得，適切に指示をする·················· 238
② 聴診器を適切に取り扱う·················· 241
③ 左右交互に前胸部全体を聴取する·················· 243
④ 肺音の所見を述べる·················· 245

22章　心音の聴診　　　247

① 患者に聴診の同意を得，適切に指示をする……………… 250
② 聴診器を適切に取り扱う…………………………………… 251
③ 前胸部5か所を聴取する…………………………………… 253
④ 心音の所見を述べる………………………………………… 255

23章　心肺蘇生法（CPR）　　　257

① 周囲の安全確認……………………………………………… 260
② 意識（反応）の確認………………………………………… 260
③ 通報，AED要請……………………………………………… 260
④ 呼吸の確認…………………………………………………… 261
⑤ 胸骨圧迫……………………………………………………… 261
⑥ 気道確保，人工呼吸………………………………………… 262

24章　AED使用法　　　265

① AEDの入手…………………………………………………… 268
② 電源を入れる………………………………………………… 268
③ パッド装着…………………………………………………… 269
④ 心電図解析…………………………………………………… 270
⑤ 電気ショック適応指示・実施……………………………… 270
⑥ CPR再開……………………………………………………… 271

25章　吸入指導　　　273

① 処方内容および薬歴の確認………………………………… 276
② 挨拶…………………………………………………………… 278
③ 吸入指導の説明と実施……………………………………… 279
④ デバイス使用方法の習得状況の確認……………………… 281
⑤ 吸入療法全般に関する状況の確認………………………… 283

26章　インスリン自己注射指導　　285

- ① インスリン製剤・針などの確認 …… 288
- ② 自己注射の準備 …… 290
- ③ 空打ち（試し打ち）の実施 …… 292
- ④ インスリン製剤の投与 …… 293
- ⑤ 片付け …… 295

27章　製剤－散剤の調製例－　　297

- ① 賦形剤の秤取 …… 300
- ② 賦形剤の篩過 …… 300
- ③ 主薬の秤取 …… 300
- ④ 粗混合 …… 300
- ⑤ 粗混合（倍数希釈） …… 301
- ⑥ 篩過混合 …… 301

28章　製剤－坐剤の調製例－　　303

- ① 主薬の粉砕 …… 306
- ② 主薬粉末の篩過 …… 306
- ③ 基剤の溶融 …… 306
- ④ 主薬粉末と基剤の混和 …… 306
- ⑤ 坐剤型への充填 …… 307
- ⑥ 冷却・固化と封入 …… 307

薬剤師の身だしなみ

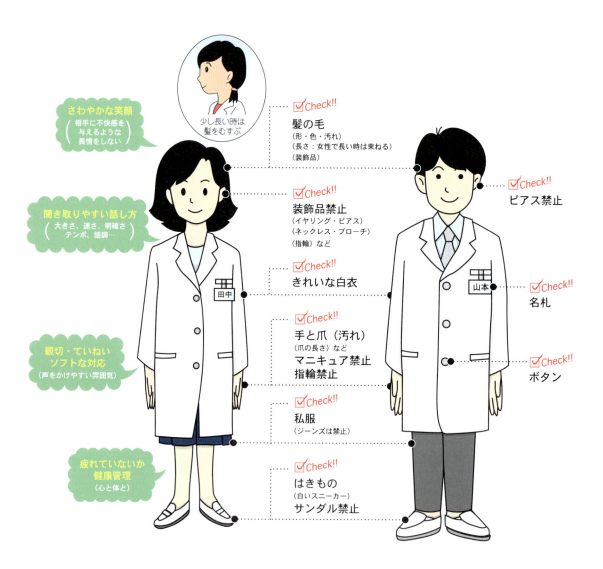

1

【処方箋監査】

① 記載事項の確認
② 薬品名，剤形，規格の確認
③ 用法・用量の確認
④ 投与日数の確認

1. 処方箋監査

処方箋受付後，薬剤師は記載内容が適切であるか判断しなければならない．この作業を処方箋監査といい，手順を追って確認していく．

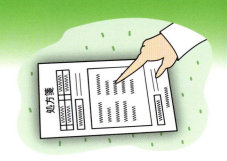

処方箋監査の流れ

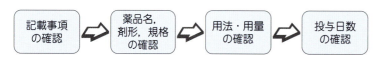

- ☐ 記載事項を確認する．
- ☐ 調剤薬を特定する3要素（薬品名，剤形，規格）を確認する．
- ☐ 用法・用量，投与日数を確認する．

事前学習 OSCEレベル	事前学習，OSCEレベルでは，各ステップでの確認作業は，指さし，声だしで行う．
実務実習レベル	処方箋記載内容の確認作業は，声だしは行わないが，指さしで確実に行う．

① 記載事項の確認

● 記載事項の6つの重要事項が記載されているか確認する．

- ① 患者の氏名
- ② 患者の年齢（生年月日）
- ③ 処方箋の交付年月日
- ④ 処方箋の使用期限
- ⑤ 医師氏名の記載・押印または署名
- ⑥ 医療機関名，所在地

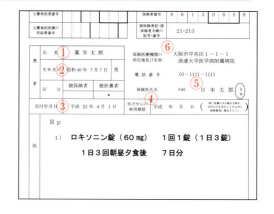

② 薬品名，剤形，規格の確認

● 調剤薬を特定する3要素が記載されているか確認する．

- 薬品名
- 剤形
- 規格

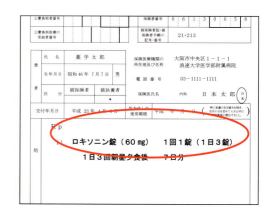

③ 用法・用量の確認

● 用量の単位，薬用量を確認する．

◆ 希釈散剤の秤取量を確認
◆ 薬用量を確認（特に小児・高齢者で注意）
◆ 用法を確認

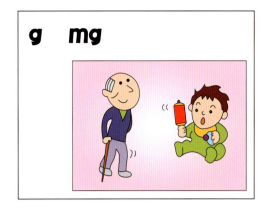

④ 投与日数の確認

● 投与日数が記載されているか確認する．

◆ 14日，30日，90日などの投与日数に制限のある薬品を確認する．

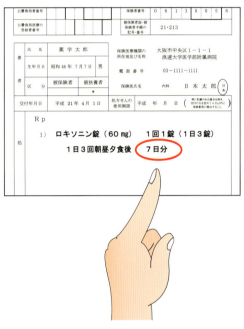

Point
① 患者の氏名
② 患者の年齢（生年月日）
③ 処方箋の交付年月日
④ 処方箋の使用期限
⑤ 医師氏名の記名・押印または署名
⑥ 医療機関名，所在地

① 記載事項の確認

手順

① 患者の氏名
② 患者の年齢（生年月日）
③ 処方箋の交付年月日
④ 処方箋の使用期限
⑤ 医師氏名の記名・押印または署名
⑥ 医療機関名，所在地

Point
処方箋の使用期限は，交付の日を含めて4日以内

解説

1．年齢または生年月日

- 年齢の記載があれば，生年月日はなくてもよい．
  - ただし，6歳未満では生年月日の記載が必要である．

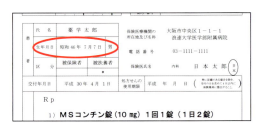

2．処方箋交付年月日・使用期限

- 「処方箋の使用期限」に記載がない場合は，使用期限は交付の日を含めて4日以内である．
  - 使用期限の日付が記載されることもある．

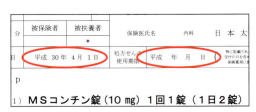

3．医師氏名の記名押印または署名

- 処方箋に，「医師氏名」または「保険医氏名」が記されていること．
  - 医師氏名のゴム印が押されているときやプリンター印字の場合は押印が必要である．
  - 自署の場合は押印は不要である．

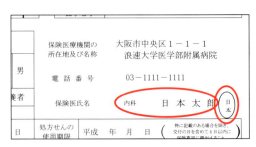

4．麻薬の記載

- 麻薬を記載した処方箋には，さらに必要な事項を追記する（麻薬及び向精神薬取締法第27条6，同施行規則第9条の3）．
  - 患者の住所
  - 麻薬施用者免許証番号

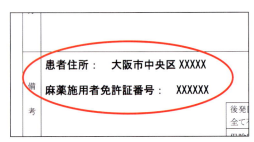

MSコンチン錠 10 mg　1回1錠（1日2錠）
1日2回　12時間毎（8時　20時）

第1章 処方箋監査　5

補　足

記載事項 \ 処方箋の種類	院外 保険処方箋	院外 保険麻薬処方箋	院内 処方箋	院内 麻薬処方箋
被保険者証の記号・番号	○	○	—	—
保険者の番号	○	○	—	—
患者の氏名・年齢	○	○	○	○
患者の住所	—	○	—	○ 注1)
薬品名，用法，用量	○	○	○	○
投与日数	○	○	○	○
処方箋の交付年月日	○	○	○	○
処方箋の使用期限	○	○	—	—
麻薬の施用者の免許証番号	—	○	—	○
医師の氏名の記名押印または署名	○	○	○ 注2)	○
病院所在地・名称・印	○	○	—	—

注1) 院内麻薬処方箋の患者の住所は省略できる．
注2) 院内処方箋の医師の氏名は記名のみで運用可能である．

補　足

▶ 患者の薬歴からも処方箋監査に必要な情報が得られる．

▶ 類似した名称の医薬品では，薬歴を確認することで処方間違いを発見できる場合もある．
（記載間違いの例）
◆男性患者にノルバデックス（乳がん治療薬）→ノルバスク（カルシウム拮抗薬）の間違い

▶ 保険処方箋には，保険者番号，被保険者証の記号・番号が必要である．

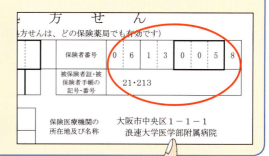

② 薬品名，剤形，規格の確認

手 順

① 薬品名（販売名，一般名）の確認
② 剤形（錠，散，カプセル等）の確認
③ 規格の確認

同じ薬品名（販売名，一般名）でも，複数の剤形および規格を有する薬剤が数多く市販されているので注意が必要である．

調剤薬特定の3要素

ロキソニン　錠　60 mg
　①　　　　②　　③

Point
調剤薬の特定には，必ず，薬品名，剤形，規格の3要素の確認を!!

解説

1. 薬品名，剤形，規格の確認

① 薬品名（販売名，一般名）の確認
② 剤形（錠，散，カプセル等）の確認
③ 規格の確認

● 複数の剤形，規格（含量）がある薬品名は，記載内容を確認する．

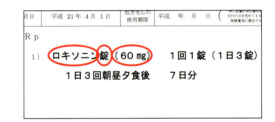

アレビアチン　200 mg
　　　　1日2回　朝夕食後

◆ 薬品名に剤形・規格の記載がない場合は医師に確認する．
◆ アレビアチンは3剤形，4規格が市販されている．
（アレビアチン錠25 mg，アレビアチン錠100 mg，アレビアチン散10%，アレビアチン注250 mg）

2. 後発医薬品への変更

ロキソニン錠　60 mg（先発医薬品の販売名）

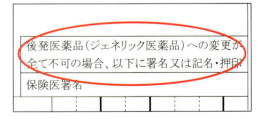

● 処方箋に記載された医薬品を用いるが，後発医薬品への変更不可の欄に医師の記名・押印または署名がない場合は，後発医薬品（ジェネリック医薬品）へ薬剤師の判断で変更できる．

◆ 後発医薬品に変更したときは，処方箋を発行した医療機関へ変更した薬品名を通知する．
◆ ロキソニン錠の後発医薬品はロキソマリン，ロキプロナールなど多数ある．

ロキソマリン錠　60 mg（後発医薬品の販売名）

◆後発医薬品が記載されているときは，記載されている後発医薬品を用いる．
◆他の後発医薬品に変更する場合は，医師に確認する．

ロキソプロフェンナトリウム錠　60 mg（一般名）

●一般名で記載されている場合は，薬剤師の判断でどのメーカーの医薬品を調剤してもよい．

◆先発医薬品，後発医薬品の選択は，患者への説明と同意を得る．
◆疑義照会の必要はないが，複数の商品がある場合には医師に確認することが望ましい．
◆規格が2種類以上ある医薬品で規格が記載されていない場合は医師に確認する．

コメント

健胃 MM 散（約束処方）3.0 g

◆略号を使用した約束処方とは，医療機関と医療機関内の調剤所で取り決めをした処方内容のことをいう．
◆保険薬局では約束処方による省略，記号等による記載は認められていない．

補　足

(1) 徐放性製剤の確認：アダラートとアダラート L，アダラート CR
　　口腔内崩壊剤の確認：ガスターとガスターD
(2) 後発医薬品（ジェネリック医薬品）は，特許（20〜25年）が切れた成分で，先発メーカーと同じ成分，規格で販売される医薬品．種類にもよるが先発品に比べ薬価が半分程度に抑えられる．
(3) 先発品で効能追加となった適応症は，後発品では適応になっていないことがあるため，添付文書で適応症を確認する．
(4) 同一成分，同一規格であっても添加物や製造方法等の違いにより薬物血中動態が異なることがある．
(5) 患者によって先発品と後発品とで，有効性に差が出ることがある．先発品から後発品へ服用を変更する場合は，特に患者に十分説明する．

③ 用法・用量の確認

手 順

① 用量の確認
② 小児，高齢者の薬用量を確認
③ 用法の確認

Point
希釈散剤は,「g」「mg」で秤取量が異なることがある

 解 説

1．希釈散剤の秤取量の確認

●「g」と「mg」の表記では秤取量の解釈が異なる場合に注意．

◆「g」表記は製剤量,「mg」表記は成分量と約束事を決めている医療機関もあるが統一された見解ではない．
◆分量の単位が省略されているときは，固形薬品はg，液状薬品はmLと解することもできるが医療安全面から医師に確認することが望ましい．

| Rp. テグレトール散 0.5 g | Rp. テグレトール散 500 mg |

◆テグレトール散は50%希釈散が用いられ，製剤1g中にカルバマゼピンとして500 mgを含有しているため,「0.5 g」と記載されている場合,「500 mg」とは限らず「250 mg」を意味することもある．

| Rp. テグレトール散 0.5 g（製剤量） Rp. テグレトール散 500 mg（成分量） |

◆例のように記載するか，あるいは医師に製剤量あるいは成分量なのか確認する．

2．用法の確認

●処方箋の記載言語に制限はないため，ラテン語等が用いられる場合もある．

コメント
▶「3X」など，記号を用いた用法は医療安全面から使用しないほうが望ましい（「3X」は「ぶんさん」と読み1日3回に分服を表す）

用法	用語
1日2回	b.i.d.
1日3回	t.i.d.
食前	v.d.E.
食後	n.d.E.
食間	z.d.E.
就寝前	v.d.S.
朝と夕	M.u.A.

3．不均等分割服用

| グリミクロン錠　40 mg　1.5錠　1日2回　朝夕食後 |

◆1回服用量を割線により分割できないときは，服用方法を医師に確認する．

| グリミクロン錠　40 mg　1.5錠（0.5－0－1.0）　1日2回　朝夕食後 |

◆この処方では，朝食後半錠，夕食後1錠を服用する．

```
Rp1)
    グリミクロン錠(40 mg)    1.5錠(0.5－0－1.0)
    1日2回朝夕食後                      7日分
```

> グリミクロン錠　40 mg　1.5錠（0.5 － 1.0 － 0）　1日2回　朝夕食後

◆ （0.5 － 1.0 － 0）は朝食後半錠，昼食後1錠，夕食後は服用しないことを表しているが，用法は1日2回朝夕食後となっているため，医師に服用方法を確認する．

> グリミクロン錠　40 mg　1.5錠　1日2回医師の指示どおり

◆ 服用方法が医師の指示どおりの場合は，患者本人が医師から服用方法の説明を受けている場合もあるが，正しくは，医師に服用方法を確認する．

4．薬用量の確認

- 処方箋に記載されている薬用量が添付文書に記載されている薬用量と大きくかけ離れている場合は，医師に確認する．
- 特に小児（年齢），高齢者の薬用量は注意が必要である．

◆ 小児薬用量
　処方箋に記載された年齢あるいは生年月日から次式などを用いて，薬用量を算出し確認する．

Augsberger式：　小児薬用量 $= \dfrac{年齢 \times 4 + 20}{100} \times$ 成人薬用量

◆ 高齢者薬用量
　加齢に伴う生理機能の低下により副作用が強く発現することがあるため，高齢者に薬用量の上限が設けられている医薬品がある．制限量を超えている場合，医師に確認する．

販売名	一般名	高齢者の用量
ハルシオン	トリアゾラム	1回 0.25 mg まで
デパス	エチゾラム	1日 1.5 mg まで

◆ 薬用量や投与日数に制限のある医薬品に注意する．

販売名	一般名	制限量の内容
オメプラール	オメプラゾール	1日1回 20 mg（胃潰瘍8週間，十二指腸潰瘍6週間）
グリミクロン	グリクラジド	1日 160 mg まで
タミフル	オセルタミビル	1回 75 mg 1日2回5日間 （予防）1回 75 mg 1日1回 7～10日間

◆ 適応症により薬用量の異なる医薬品は，薬歴等から確認し，不明な場合は医師に確認する．

販売名	一般名	適応疾患名	薬用量（1日量）
ドグマチール	スルピリド	胃潰瘍	150 mg
		うつ病	150～300 mg
		統合失調症	300～600 mg
ペルサンチン	ジピリダモール	狭心症	75 mg
		ネフローゼ	300 mg
プラビックス	クロピドグレル	脳血管障害	75 mg
		急性冠症候群	300 mg

④ 投与日数の確認

手　順

① 投与日数の確認
② 頓服の場合は，回数の確認
③ 外用薬では，総量の確認

Point
投与日数に制限のある医薬品に注意！

解説

1．投与日数

- 原則として，厚生労働大臣が定める医薬品以外は，医薬品の投与日数に制限はないが一部の医薬品については投与日数の制限が設けられている．

- <u>最大 14 日分</u>を投薬量の限度とすると定められている医薬品

  - 新医薬品で薬価基準への収載日の翌月の初日から 1 年を経過していないもの
  - 表に示す医薬品（販売名は一部のみ記載）

販売名	一般名
メンドン	クロラゼプ酸二カリウム
ラボナ	ペントバルビタールカルシウム
サノレックス	マジンドール
ペンタジン錠	ペンタゾシン
レペタン坐剤	ブプレノルフィン塩酸塩
アヘンチンキ	アヘンチンキ

- <u>最大 30 日分</u>を投薬量の限度とすると定められている医薬品

  - 代表的な医薬品を示す（販売名は一部のみ記載）

販売名	一般名	販売名	一般名
ドラール	クアゼパム	マイスリー	ゾルピデム酒石酸塩
サイレース	フルニトラゼパム	レンドルミン	ブロチゾラム
リーゼ	クロチアゼパム	ハルシオン	トリアゾラム
ワイパックス	ロラゼパム	ユーロジン	エスタゾラム
MS コンチン	㊙モルヒネ硫酸塩	オプソ	㊙モルヒネ塩酸塩
デュロテップパッチ	㊙フェンタニル	アンペック坐剤	㊙モルヒネ塩酸塩坐剤
オキシコンチン オキノーム	㊙オキシコドン塩酸塩	リン酸コデイン錠 20 mg	㊙コデインリン酸塩錠 20 mg
モルヒネ塩酸塩注	㊙モルヒネ塩酸塩注	レペタン注	ブプレノルフィン注

- <u>最大 90 日分</u>を投薬量の限度とすると定められている医薬品

  - 表に示す医薬品（販売名は一部のみ記載）

販売名	一般名
セルシン	ジアゼパム
ベンザリン	ニトラゼパム
フェノバール	フェノバルビタール
ランドセン	クロナゼパム
マイスタン	クロバザム
ヒダントール F	フェニトイン・フェノバルビタール配合剤

2．特殊な用法

● 特殊な用法が指定されている医薬品は用法を確認する．

```
Rp
 1)   ボナロン錠  35 mg      1錠
     1日1回起床時（週1回月曜日）1日分
```
（「1日1回起床時（週1回月曜日）」が赤丸で囲まれている）

```
ボナロン錠  35 mg  1錠
1日1回  起床時（週1回月曜日）
```

◆ 週1回，起床時に水 180 mL で服用し，30 分は横にならず飲食・他の薬剤の経口摂取を避ける（アレンドロン酸ナトリウム水和物 35 mg 含有，骨粗鬆症治療薬）．

```
ティーエスワン配合カプセル T25  4カプセル
1日2回  朝夕食後    28日分
```

◆ 28日間連日服用後，14日間の休薬を1クールとして投与を繰り返す（テガフール 25 mg，ギメラシル 7.25 mg，オテラシルカリウム 24.5 mg 含有，抗悪性腫瘍薬）．

```
Rp1.リウマトレックスカプセル  2 mg  2錠
        1日2回  8時20時（土曜日）
Rp2.リウマトレックスカプセル  2 mg  1錠
        1日1回  8時    （日曜日）
```

◆ 1回 2 mg を 12 時間毎に 2 日間で 3 回服用し，残りの 5 日間を休薬する．これを 1 週間ごとに繰り返す（メトトレキサート 2 mg 含有，抗リウマチ薬）．

◆服用方法を注意する医薬品

販売品		用法
メバロチン，リポバスなど	HMG-CoA 還元酵素阻害薬	1日1回服用の場合は夕食後が望ましい（コレステロールの生合成は夜間に亢進するため）
ガスター，ザンタックなど	H_2 遮断薬	1日1回服用の場合は就寝前が望ましい（胃液分泌は夜間に亢進するため）
キネダック	アルドース還元酵素阻害薬	毎食前
グルコバイ，ベイスン，セイブルなど	$α$-グルコシダーゼ阻害薬	毎食直前
スターシス，ファスティック	血糖降下薬（ナテグリニド）	毎食直前（食前10分以内）
グルファスト	血糖降下薬（ミチグリニド）	毎食直前（食前5分以内）
小柴胡湯エキス顆粒など	漢方薬エキス製剤	食前または食間
イトリゾールカプセル	抗真菌薬（イトラコナゾールは剤形により体内動態が異なる）	1日1回食直後
イトリゾール内服液		1日1回空腹時

MEMO

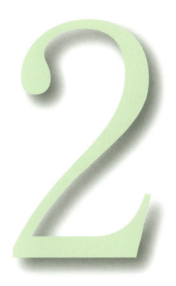

【薬袋作成】

① 調剤設計
② 薬袋の選択
③ 薬袋作成（薬袋への記入）
④ 薬袋と処方箋の確認

2. 薬袋作成

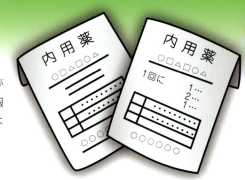

薬袋には，患者氏名だけでなく，用法用量，服用上の注意事項など，患者が薬を正しく飲むために必要な項目が記載されており，患者にとって重要な情報元である．処方箋の記載事項をただ転記するのではなく，患者が誤認しないように，わかりやすく記入する工夫が必要である．

薬袋作成の流れ

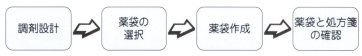

- □ 記入漏れがないように，必要事項を正しく記入する．
- □ 用法・用量の記入には，1回分の服用量に注意する．

事前学習 OSCE レベル	薬袋に記載必要事項を正しく，わかりやすく，読みやすい文字で記入する．
実務実習 レベル	調剤設計については，施設（調剤内規）によって異なるが，基本的に事前学習・OSCE レベルと同じ．正しく，わかりやすく，読みやすい文字で記入する．

① 調剤設計

● 処方されている医薬品，用法・用量を確認し，薬袋への記載内容を検討する．

- ◆ 薬袋の分割方法の検討
- ◆ 計数調剤，計量調剤の確認
- ◆ 調剤指示（一包化，粉砕など）の確認

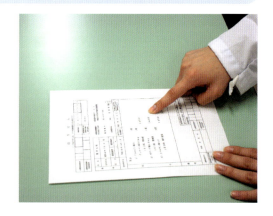

② 薬袋の選択

● 用途別に用意されている薬袋から適切な薬袋を選択する．

- ◆ 内用，外用，頓服用の選択
- ◆ 処方日数，剤形による薬袋の選択

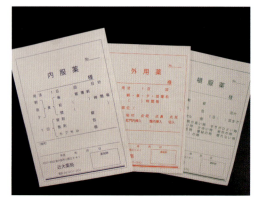

③ 薬袋作成（薬袋への記入）

● 薬袋へ患者氏名，用法・用量，調剤日，薬剤師氏名，薬袋番号を正しく記入する．

- ◆ 読みやすい字で記入
- ◆ 1回あたりの用量で記入
- ◆ 調剤した薬剤師氏名はフルネームで記入
- ◆ 必要に応じて説明の追記

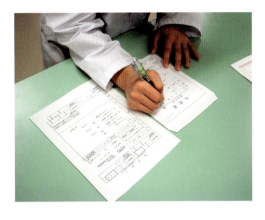

④ 薬袋と処方箋との確認

● 再度処方箋と作成した薬袋とを照らし合わせ，記入内容に誤りがないか確認する．

- ◆ 患者名の確認
- ◆ 用法・用量の確認
  （特に1回あたりの用量に注意）

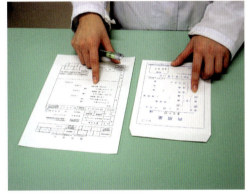

① 調剤設計

処方箋には複数の医薬品が処方されているが，医薬品や処方指示によって調剤の仕方が変わり，用法・用量の指示も異なる．薬袋を作成する前に処方内容を把握し，どのように調剤し，用法・用量の指示を記載するかを検討する必要がある．

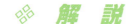

薬袋の分割

手書きで薬袋を作成する場合，調剤，監査において確認しやすい処方別に薬袋を作成することが多い．
① 医薬品別
② 処方番号別
③ 服薬時間別
の3つの方法がある．

			医薬品別	処方別	服薬時間別
Rp1	アムロジン錠 5 mg	1回1錠（1日1錠）	○	○	
	ディオバン錠 80 mg	1回1錠（1日1錠）	○	○	○
	1日1回 朝食後	30日分			
Rp2	ゼチーア錠 10 mg	1回1錠（1日1錠）	○	○	
	1日1回 朝食後	30日分			
Rp3	メバロチン錠 10 mg	1回1錠（1日2錠）	○	○	○
	1日2回 朝・夕食後	30日分			

分割の方法	長所	短所
医薬品別（1薬袋に1薬剤）	調剤，監査時のミスを軽減できる．	医薬品数が増えると薬袋の数が増えるため，非効率的．
処方別	調剤後の監査において，確認が行いやすい．	同じ用法の薬剤が，複数の薬袋に分けられているため，飲み忘れ，重複などのミスを起こす可能性がある．
服薬時間別（同一用法をまとめる）	服用時のミスを軽減でき，アドヒアランスの向上につながる．	調剤時，監査時において，入れ間違いの危険性がある．

> **Point**
> ▶ 調剤設計で考慮すべき処方指示
> ① 配合不適（配合注意）の確認
> ② カプセル・錠剤粉砕の確認
> ③ 一包化指示の確認

第2章 薬袋作成

② 薬袋の選択

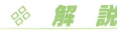

薬袋に記載すべき事項は，法律（薬剤師法，薬剤師施行規則）によって定められている．手書きで薬袋を作成する場合では，施設の所在地，一般的な用法等が印刷された薬袋を使用する．患者が誤って使用することを避けるため適切な薬袋を使い分ける．

1．薬袋の種類

① 内用薬
② 外用薬
③ 頓服薬
④ 水剤用薬札（またはビニール袋）

自己注射用の薬袋を用意する場合もある．
容量の大きいマチ付きの薬袋もある．

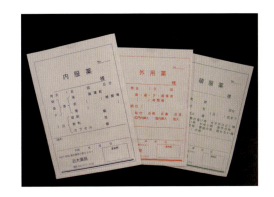

2．薬袋の選択

① 用法
② 剤形
③ 投与日数
により適切な薬袋を選択する．

トローチ剤は，保険上，外用薬に分類されるが，実質的な使用を考慮し，内用薬の薬袋を使用することもある．

> **補 足**
>
> ▶ **調剤支援システムによる薬袋作成**
> 処方オーダリングシステムと連動し，医師の処方入力時に誤りがなければ調剤内規に従って適切な薬袋が作成される．ただし，以下の点については注意が必要である．
> ◆① 患者名，処方箋・薬袋番号を確認！
> 　② 薬袋に印字されない重要な用法指示は，手書きで追記

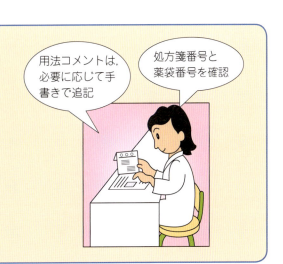

③ 薬袋作成（薬袋への記入）

解説

　手書きの場合，読みやすい文字を心がける．用法を○で囲むようになっている場合は，はみ出ないように注意する．また，患者によって指示する項目が異なる場合は，二重線で消すなど，患者が誤認しないように工夫が必要である．

1．薬袋に表記する項目

① 薬袋番号
② 患者氏名
③ 用法・用量
④ 調剤年月日
⑤ 調剤した薬局（病院）の所在地と連絡先
⑥ 調剤した薬剤師名（フルネームで記入）

◆ 黒のボールペンで記入．
◆ 薬袋番号は，「全薬袋数－通し番号」とする．
　例）3つの薬袋を作成する場合は，「3－1」，「3－2」，「3－3」とする．

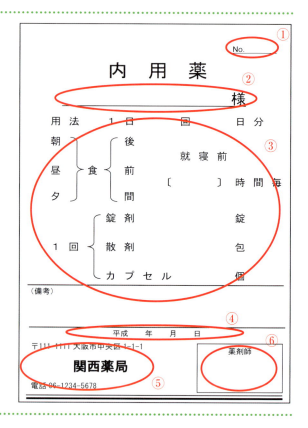

2．用法の指示

◆ 処方箋に記載がなくても，薬袋に記入する事項がある．
◆ 調剤支援システムを用いた薬袋印刷では自動で追記されることが多いが，手書きの場合は薬剤師の判断で記入する．

Point
① 正しく読みやすい字で記入
② 必要に応じて用法の指示を追記
③ 平易でわかりやすい表現で記載
　・含嗽薬　→　うがい薬
　・塗布薬　→　ぬり薬

トローチ	かみ砕いたり飲み込んだりせずに口の中で溶かしてください
舌下錠	かみ砕いたり飲み込んだりせずに舌の下に入れてください
バッカル錠	かみ砕いたり飲み込んだりせずに歯ぐきとほほの間に入れ，ゆっくりと溶かしてください
チュアブル錠	飲み込まずに口の中で溶かすか，かみ砕いてください
腸溶錠（腸溶カプセル）徐放製剤	かまないで，水で飲んでください

3．用量の指示

● 1回あたりの用量に注意

◆ 処方箋に記載される用量は，下記のとおり．

内用薬	1回分の投与量（1日量を併記）※
頓服薬	1回分の投与量
外用薬	投薬総量
注射薬	1回分の投与量
内用滴剤	投薬総量（用法に1回分の滴数を記載）

※平成22年厚生労働省より出された「内服薬処方せんの記載方法の在り方に関する検討会報告書」にしたがい，今後1回量の記載へ移行する予定．ただし，実際の病院等で発行される処方箋は，"1日量"で記載された処方箋も存在するため，投与量の記載に要注意．

```
Rp
 1）アムロジン錠5mg        1回1錠（1日1錠）
    ディオバン錠80mg       1回1錠（1日1錠）
        1日1回　朝食後          30日分
 2）ゼチーア錠10mg          1回1錠（1日1錠）
        1日1回　朝食後          30日分
 3）メバロチン錠10mg        1回1錠（1日2錠）
        1日2回　朝・夕食後      30日分
```

「メバロチン錠10mg 2錠を朝，夕食後の1日2回に分けて服用する」の意味
薬袋には，1回当たりの用量を記載するので
　　2（錠／日）÷ 2（回／日）＝ 1（錠／回）

補足

① ▶ 間違って記入した場合
　⇒ 新たに作成し直す！
　　二重線による訂正は行わない．

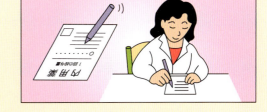

② ▶ 不均等分割の場合
　◆ 薬剤によっては，特定のタイミングだけ多く投与する場合がある．
　◆ 処方箋の指示どおり，用法用量を記入．
　◆ 患者が誤用するおそれがある場合は，薬袋を別にする．

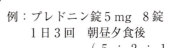

例：プレドニン錠5mg　8錠
　　1日3回　朝昼夕食後
　　　　（5：2：1）　5日分
　　朝食後5錠，昼食後2錠，夕食後1錠

③ ▶ ピクトグラム（絵文字）の活用
　◆ 視覚的に注意を促す．
　◆ 文字情報の補足であり，すべてを説明することはできない．

 用法指示「食間に飲む」

 日常生活における注意事項「眠くなることがある」

 やってはいけないこと「一緒にクロレラを摂ること」

④ ▶ 保存方法の記載
　◆ 保存方法の指定がある薬剤については，保存方法なども記載する．
　　例：自己注射剤や坐剤など「冷蔵庫で保管」

④ 薬袋と処方箋の確認

手順

① 患者氏名の確認
② 用法・用量の確認
③ 追記すべき用法指示の確認

Point
(1) 特に内用薬の1回あたりの用量指示には注意！
(2) 「個々の処方 ⇔ 薬袋」を交互に指さし確認！

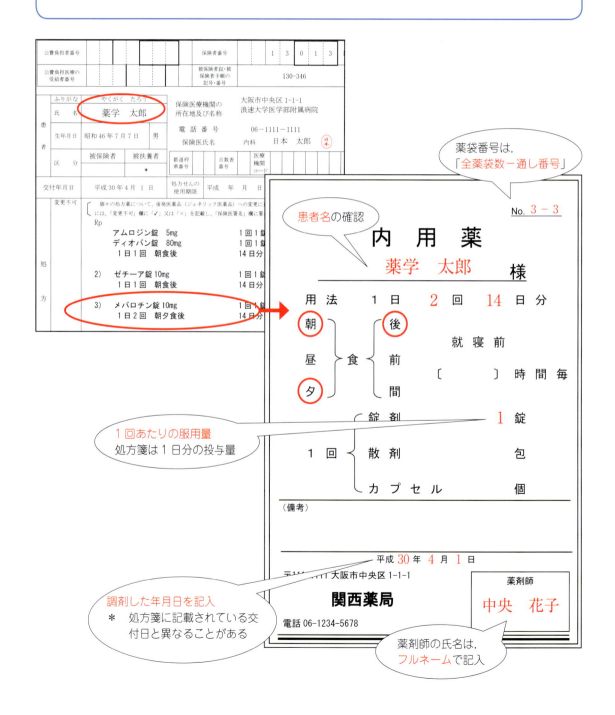

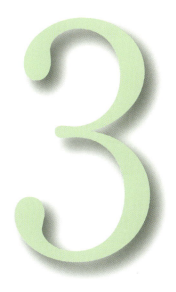

【疑義照会】

① 疑義・提案事項の明確化と整理

② 処方医への照会（電話による照会）

③ 照会後の処理

3. 疑義照会

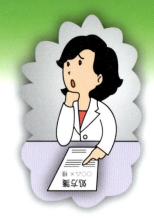

　疑義照会は，薬剤師法で規定された，薬剤師の義務である．疑義照会の際には，処方医に疑義の内容を説明するとともに，疑義の根拠に触れて，処方の変更や追加を提案する必要がある．また，疑義内容を誤解されることなく正しく理解してもらうには，処方医との信頼関係が大切であり，良好なコミュニケーションを築くためのスキルも身につける必要がある．

疑義照会の流れ

疑義・提案事項の明確化と整理 処方医への照会 照会後の処理

- ☐ 疑義照会の内容・根拠となる資料・処方変更案などを整理しておく．
- ☐ 電話応対の手順を踏みマナーを守って照会する．
- ☐ 照会後は，照会内容を処方箋や調剤録に記載する．

事前学習 OSCEレベル	疑義として取り上げられる課題は，用法，用量など処方の単純な間違いに関するものが多い．
実務実習 レベル	実務実習時の疑義内容は，患者の検査値変化や患者からの要望など，患者情報に基づいた複雑なものが多く，薬剤師の知識や対話力が求められる．

① 疑義・提案事項の明確化と整理

●疑義内容ならびに提案事項を十分に調査し，処方医に的確に伝えられるよう準備することが大切である．

- ◆疑義内容とその根拠の明確化
- ◆処方変更案などの提案事項の明確化
- ◆説明する順番の整理

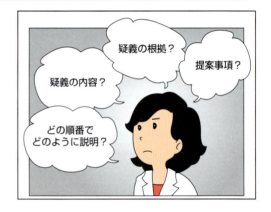

② 処方医への照会（電話による照会）

●電話で照会することが多い．電話応対の手順を踏み，マナーを守って失礼のない対応をする．

- ◆準備物の確認
- ◆電話応対時のマナー
- ◆処方医との電話応対

③ 照会後の処理

● 照会後は処方箋や調剤録に医師氏名や照会内容などを必ず記載する．

◆ 処方箋や調剤録への記載項目
◆ 照会内容の記載方法

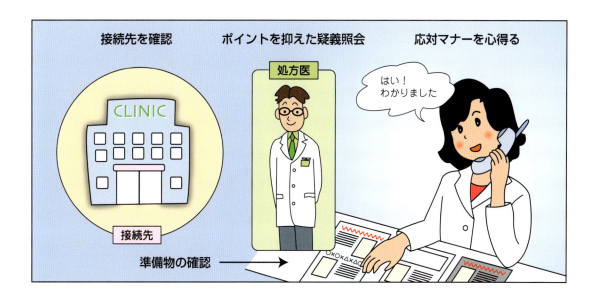

> **補 足**
>
> 薬剤師法 第24条
> 　薬剤師は，処方箋中に疑わしい点があるときは，その処方箋を交付した医師，歯科医師又は獣医師に問い合わせて，その疑わしい点を確かめた後でなければ，これによって調剤してはならない．
>
> 保険医療機関及び保険医療養担当規則 第23条2項
> 　保険医は，その交付した処方箋に関し，保険薬剤師から疑義の照会があった場合には，これに適切に対応しなければならない．

① 疑義・提案事項の明確化と整理

手　順

① 疑義内容とその根拠の明確化
② 処方変更案などの提案事項の明確化
③ 説明する順番の整理

　これらの手順は，こちらの意図を処方医に的確に伝えるために必要である．また，電話をかける前に，照会の要点をメモして，会話の展開をシミュレートしておくのがよい．

Point

① 疑義内容は何か（その内容は？　1つか複数か？　など）
② 疑義の根拠は何か（根拠となる資料は十分揃っているか？）
③ 処方変更の場合は，提案事項を準備しているか（処方変更案に根拠はあるか？）
④ どのように説明すれば，疑義の真意が誤解なく伝わるか（説明の順番は？　理論立てて上手く説明できるか？）

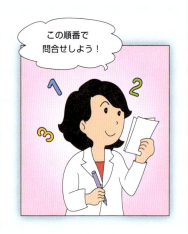

解　説

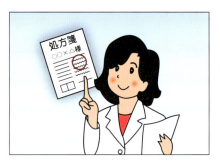

1．疑義内容とその根拠の明確化

●疑義内容のポイントを押さえる．根拠を明確にする．

　疑義の例
　◆処方箋の記載不備，偽造．
　◆調剤薬が特定できない（主に手書きの処方箋の場合）．
　◆入力ミスの可能性がある（主に処方オーダリングシステムでの処方箋の場合）．
　◆効能・効果，用法・用量に問題がある．
　◆相互作用に問題がある．
　◆副作用の可能性がある．
　◆前回と薬剤の種類，分量が異なる（薬歴のチェック）．

2．処方変更・提案事項の明確化

●疑義照会時に処方変更案などについて提案できるよう準備しておかなければならない．

　◆処方変更の必要がある場合には，その変更の提案事項を考えておく．
　◆提案事項の根拠となる資料を準備しておく．

3．説明する順番の整理

●疑義照会時に理論立てて説明できるようあらかじめシミュレートしておくのがよい．

　◆相手に理解してもらえるかどうか，話をする内容を整理する．
　◆実際に会話のやり取りをシミュレートしてみる．

第3章　疑義照会

② 処方医への照会（電話による照会）

手　順

① 準備物の確認
② 電話応対時のマナー
③ 処方医との電話応対

処方医から回答を過不足なく正確に得るために，手順とマナーを守る．

 解　説

1. 準備物の確認

● 電話をかける前に準備物を確認する．

準備物
◆ 処方箋
◆ 疑義の根拠となる資料
◆ 回答を記載するメモ用紙とペン
　＊慣れないうちは，疑義・提案事項を記したものを準備しておくとよい！

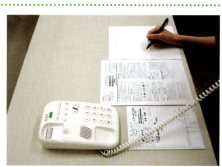

補　足

▶ 照会方法
　電話による照会が多いが，FAXや電子メールも用いられる．処方医に直接会って尋ねる場合もある．
▶ 患者への配慮
　照会に時間がかかる場合は，しばらく待ってもらうことを患者に事前に伝える．

2. 電話応対時のマナー

● 丁寧で印象のよい応対を心がける．

◆ 電話を受け取った相手を確認する．
◆ 自己紹介をする．
◆ 電話の目的を告げる．

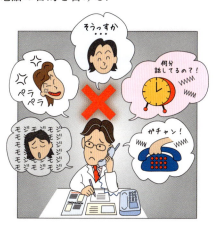

Point
① 聞き取りやすいはっきりとした声
② 適切なスピード
③ 失礼のない言葉づかい
④ 用件は手短に
⑤ 先方が受話器を置いたのを確認してから電話を切る

電話の受け取りでは，電話を受け取った方が「○○病院でございます」と通常は名乗るが，何も言われなかった場合は，こちらから「○○病院でしょうか？」と確認する．

3．処方医との電話応対

手 順

① 相手先の確認
　例「○○病院でございますか」

Point
(1) 薬局名もしくは薬剤部（薬剤科など）
(2) 自分の名前（フルネームもしくは姓）
(3) 学生の場合は「実習生の」

② 自己紹介
　例「○○薬局の（薬剤部の）『実習生の』
　　◇◇（□□）（フルネームもしくは姓）
　　と申します」

Point
(1) 診療科
(2) 処方医氏名（フルネーム）

③ 処方医の確認
　例「△△科の○○◆◆先生（フルネーム）は
　　いらっしゃいますか？」

補　足
処方医は診察中，処置中かもしれない．処方医のPHSに電話が転送される場合もある．会話を続けてよいかを必ず確認する．

④ 電話の目的：疑義照会
　例「処方内容について確認したいのですが」

⑤ 処方医の都合を確認
　例「お時間をいただいてもよろしいでしょうか？」

Point
(1) 処方日
(2) 患者氏名（フルネーム）

⑥ 処方箋の特定：処方日と患者氏名
　例「○日に（本日，昨日など）処方された
　　□□▲▲（フルネーム）さんの
　　処方についてお伺いします」

補　足
処方箋は交付日を含めて4日間有効である．処方日を必ず告げる．

⑦ 疑義の内容・根拠，提案事項を説明
　まずは簡潔に
　　例「ベイスン錠の用法（用量，投与日数
　　　　など）についてお尋ねします」

　次は詳細に
　　例「処方箋では『1日3回，朝昼夕食後』
　　　　となっておりますが，通常は食直前
　　　　ですので，『ベイスン錠を1日3回，
　　　　朝昼夕　食直前』に変更してよろし
　　　　いでしょうか？」

補　足
処方日と患者氏名を，ゆっくりとはっきりと告げる．電話を受けた医師は，診察した多くの患者の中から該当患者を思い出す必要があるため．

Point
(1) 簡潔に，何についての疑義か
(2) 次に，ⅰ）疑義の箇所
　　　　　 ⅱ）疑義の根拠
　　　　　 ⅲ）提案事項

⑧ 回答を復唱し，同意取得
　例「わかりました．ではベイスン錠は1日
　　3回，朝昼夕　食直前に変更いたしま
　　すが間違いございませんか」

Point
覚え間違いを防ぐため，会話中にメモをとること．受話器を置いた後のメモでは役立たない．

⑨ お礼
　例「お忙しいところ，ありがとうございました．」

第3章　疑義照会

◆電話応対の実際

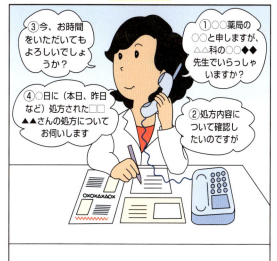

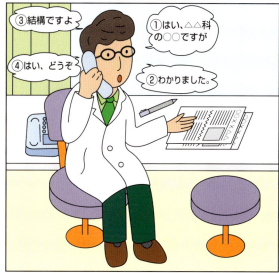

補足

質問の真意が相手に伝わっているか！

　副腎皮質ホルモン「サクシゾン」を投与すべき患者に，筋弛緩剤「サクシン」が処方されて患者が死亡するという事故が2008年に起こった．看護師は医師に「本当にサクシンでいいのですか？」と確認したが質問の真意は伝わらなかった．

　では，どのように確認すべきであっただろうか．

「本当に筋弛緩剤のサクシンでいいのですか？」
「副腎皮質ホルモンのサクシゾンではなく，筋弛緩剤のサクシンでいいのですか？」

　自分の考えていることが相手に的確に伝わるように普段から心がけて話そう．

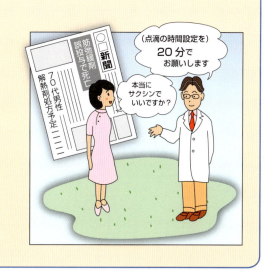

③ 照会後の処理

手　順

① 処方箋や調剤録への記載項目
② 記載の実際

疑義照会後は照会内容や回答内容などを記録しておかなければならない．また，医師に対して診療録の訂正を依頼する．

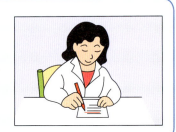

  解　説

1．処方箋や調剤録への記載項目

● 疑義照会後は「照会日時」「照会者氏名」「対応した医師名」「照会方法」「照会内容」「回答内容」を処方箋や調剤録に記載する．

◆ 疑義照会したが処方内容に変更がなかった場合は，その旨を記載する．
◆ 単に「医師に確認済み」のような記録は照会内容の詳細が不明瞭であり，避ける．

Point

〈処方箋への記載項目〉

① 照会日時	例「〇年〇月〇日　〇時〇分」
② 照会者の氏名（フルネーム）	例「◇◇□□（フルネーム）」
③ 対応した医師氏名	例「〇〇（◆◆）医師（フルネームもしくは姓）」
④ 照会方法	例「電話」「FAX」「メール」など
⑤ 照会内容	例「ベイスン錠　朝昼夕　食後を」
⑥ 回答内容	例「ベイスン錠　朝昼夕　食直前 に変更」

補　足

薬剤師法施行規則　第15条
　法第26条の規定により処方箋に記入しなければならない事項は，調剤済みの旨又は調剤量及び調剤年月日のほか，次のとおりとする．
　　一　調剤した薬局又は病院若しくは診療所若しくは飼育動物診療施設の名称及び所在地
　　二　法第23条第22項の規定により医師，歯科医師又は獣医師の同意を得て処方箋に記載された医薬品を変更して調剤した場合には，その変更の内容
　　三　法第24条の規定により医師，歯科医師又は獣医師に疑わしい点を確かめた場合には，その内容の回答

2. 記載の実際

- 処方箋の備考欄に記載する．
- 備考欄への記載はメモではない．誰が読んでもわかるように明確に記載する．

> **補足**
> ・調剤済みとなった処方箋の場合は，調剤録に記載すべき事項が処方箋に記載されることで調剤録に代えることができるので，処方箋への記載だけでよい場合がある．
> ・薬剤服用歴管理指導料を算定する場合は，薬歴（薬剤服用歴）簿にも記載する．

＜処方箋への記載例＞

照会・回答内容などは，備考欄に黒ペンで記載する．

> **補足**
> 備考欄に収まらない場合は処方欄に記載してよいが医師の記載と区別できるように，余白に記載する．

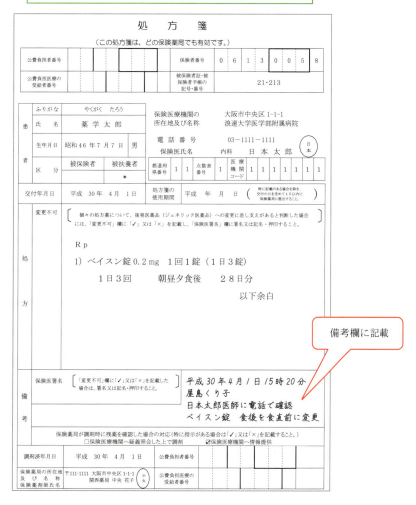

MEMO

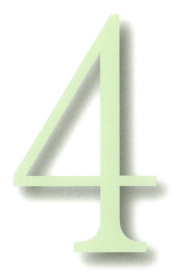

【計数調剤】

① 調剤薬の特定

② 薬品棚の特定

③ 医薬品の取り揃え

④ 調剤薬を薬袋へ

4. 計数調剤

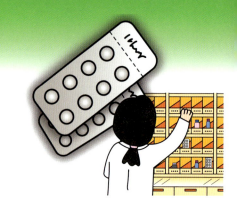

　計数調剤は，薬剤師の調剤業務の基本中の基本である．ただ単に，処方箋どおりの医薬品を薬品棚から取り揃えるだけの作業のように考えがちであるが，その一見単調な手順の中で多くの確認を行い，処方どおりの医薬品が間違いなく患者に投与されるよう細心の注意を払って行う．

計数調剤の流れ

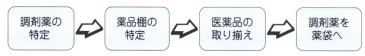

- ☐ 必ず，調剤薬特定の3要素を確認する習慣をつける．
- ☐ 近隣にある類似名称薬との識別に注意する．
- ☐ 監査は調剤した薬剤師と別の薬剤師が行うことが原則であるが，1人の場合は自己監査を行う．

事前学習 OSCE レベル	確認作業は，指さし，声だしで行う．
実務実習 レベル	確認作業は，スムーズな手順の流れのなかで行うので，指さし，声だしは行わないが，確認作業は確実に行う．

① 調剤薬の特定

● 処方箋を確認し，調剤薬を特定する．その際，調剤薬特定の3要素に注意．

- ◆ 薬品名の確認
- ◆ 剤形の確認
- ◆ 規格の確認

```
個々の処方薬について、後発医薬品（ジェネリック医薬品）への変更に差し支えがあると判断した場合
には、「変更不可」欄に「✓」又は「×」を記載し、「保険医署名」欄に署名又は記名・押印すること。
Rp
    レニベース錠  5mg              1回1錠（1日1錠）
    1日1回  朝食後                14日分

 2)  アダラートL錠 20mg            1回1錠（1日2錠）
    1日2回  朝夕食後               14日分

 3)  PL配合顆粒（1g/包）            1回1包（1日4包）
    1日4回  毎食後・就寝前           3日分

                                以下余白
```

② 薬品棚の特定

● 同じ薬品名で剤形や規格が異なる医薬品が多くある．また，よく似た名称の医薬品が多く存在している．
● 薬品棚の配置は，五十音順や薬効順などがある．普通薬，劇薬，毒薬などが区別されて配置されている．

- ◆ 調剤薬の確認
- ◆ 棚ラベルの確認
- ◆ 類似の薬品名との識別
- ◆ 規格の確認

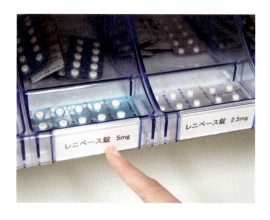

③ 医薬品の取り揃え

- 薬品棚を特定できても，その中に間違いなく目的とする調剤薬が入っているとは限らない．
- 取り出す際は，必ず薬品名，剤形，規格を確認する．

- ◆ 調剤薬の確認
- ◆ 数量の確認
- ◆ 破損，汚れの確認

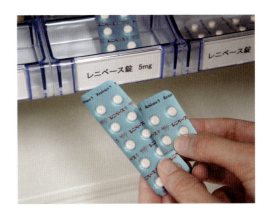

④ 調剤薬を薬袋へ

- 調剤薬の確認は，調剤薬を薬袋に入れる際にも行う．別の薬袋に入れないよう注意する．

- ◆ 調剤薬の確認
- ◆ 薬袋番号の確認

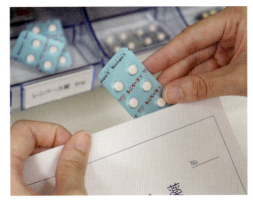

① 調剤薬の特定

手 順

調剤薬特定の3要素の確認
① 薬品名(商品名,一般名)
② 剤形(錠,散,カプセル等)
③ 規格(含量)

多数の剤形および規格を有する医薬品が数多く市販されているので注意が必要である.また,特に規格の記載漏れにより調剤薬が特定できない場合がある.

レニベース　錠　5mg
　　①　　　　②　　③

Point
調剤薬の特定には,必ず,薬品名,剤形,規格の3要素の確認を!!

解説

1. 調剤薬特定の3要素の確認

レニベース錠　5mg　1回1錠(1日1錠)

薬品名の確認は含量規格を含めて行う
同一医薬品で含量規格が異なる医薬品が多くある.含量規格の誤りは調剤過誤の中で最も多発する過誤である.

アダラートL錠　20mg　1回1錠(1日2錠)

(薬品名)	(剤形)	(規格)
アダラートL	錠	10mg, 20mg
アダラート	カプセル	5mg, 10mg
アダラートCR	錠	10mg, 20mg, 40mg

個々の処方薬について,後発医薬品(ジェネリック医薬品)への変更に差し支えがあると判断した場合には,「変更不可」欄に「✓」又は「×」を記載し,「保険医署名」欄に署名又は記名・押印すること.
Rp
1) レニベース錠　5mg　　　　1回1錠(1日1錠)
　　1日1回　朝食後　　　　　14日分
2) アダラートL錠 20mg　　　　1回1錠(1日2錠)
　　1日2回　朝夕食後　　　　14日分
3) PL配合顆粒(1g/包)　　　　1回1包(1日4包)
　　1日4回　毎食後・就寝前　3日分
　　　　　　　　　　　　　　以下余白

「変更不可」欄に「✓」又は「×」を記載した

2. 類似名称医薬品との区別

●類似した名称の医薬品に注意

◆類似名称の医薬品の取り違いは大きな医療事故の原因となっている.
◆特に,頭3文字が同一の医薬品については注意が必要である.
◆血糖降下剤などの糖尿病薬の調剤過誤は,過去に重大な医療事故につながった数多くの事例があるので,特に注意が必要である.

グリミクロン(血糖降下剤)	グリチロン(肝疾患治療剤)
ノルバスク(高血圧,狭心症)	ノルバデックス(乳がん治療剤)
アスペノン(抗不整脈剤)	アスベリン(鎮咳剤)
アクトス(インスリン感受性改善剤)	アクトネル(骨粗鬆症治療剤)
トランコロン(過敏性腸症候群治療剤)	トランサミン(抗プラスミン剤) トランデート($\alpha\beta$遮断薬)
フェロ・グラデュメット(鉄剤)	フェロベリン(止痢薬) フェロミア(鉄剤)

Point
頭3文字同一名称医薬品に注意!!

3．徐放剤・口腔内崩壊剤との区別

- 徐放剤・口腔内崩壊剤に注意
  - 製剤的に工夫し，1日1回または1日2回の服用で効果を持続して発揮する徐放性製剤や，水なしで服用できる口腔内崩壊錠が開発され使用されている．
  - 特に，徐放性製剤では，通常製剤と用法用量が異なるので注意が必要である．

略語	用語	製剤特性
L	Long	持続
LA	Long-active	持続
CR	Controlled-release	持続
R	Retard	持続
SP	Spansule	持続
SR	Sustained-release	持続
OD	Oral disintegrating	口腔内崩壊
D	Disintegrating	口腔内崩壊

通常製剤	持続性製剤	一般名
アダラート	アダラートL アダラートCR	ニフェジピン
カプトリル	カプトリルR	カプトプリル
セロケン	セロケンL	酒石酸塩メトプロロール
ロプレソール	ロプレソールSR	酒石酸塩メトプロロール
デパケン	デパケンR	バルプロ酸ナトリウム
ニトロール	ニトロールR	硝酸イソソルビド
ペルジピン	ペルジピンLA	ニカルジピン塩酸塩
ボルタレン	ボルタレンSR	ジクロフェナクナトリウム
リスモダン	リスモダンR	ジソピラミド
ペルサンチン	ペルサンチンL	ジピリダモール
ベイスン	ベイスンOD	ボグリボース
アリセプト	アリセプトD	ドネペジル塩酸塩
タケプロン	タケプロンOD	ランソプラゾール

製剤による薬物動態の違い

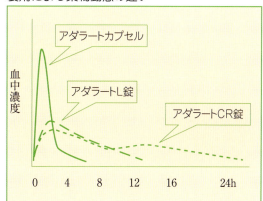

補足

調剤過誤

現在，臨床で使用されている医薬品には，非常に効果的であるが，その使用方法を誤ると重大な副作用を発現する薬剤が多くある．また，最近開発される薬剤は，その使用方法も複雑で多岐にわたっており，1回の調剤過誤が取り返しのつかない重大な結果につながることも十分にある．特に，糖尿病薬，抗がん剤，ジギタリス製剤，向精神薬，抗血栓薬などの薬剤では，調剤過誤による重大な医療事故が報道されている．調剤過誤の原因としては多くの要因が挙げられるが，薬剤師側の要因として，知識不足，注意不足，身体的・精神的不調などが挙げられる．誤って調剤された薬剤が患者に服用された場合の重大さをよく認識することが調剤過誤を防ぐ第一の対策である．

○ 過去に重大な医療事故につながった調剤過誤
- 糖尿病薬の誤投与による低血糖から植物人間
- 抗がん剤の過量投与による死亡
- 小児へのジギタリス製剤の過量投与による中毒（散薬）
- 向精神薬の過量投与による昏睡（散薬）
- ワルファリンの過量投与による出血

Point
調剤過誤発生の要因
① 知識不足
② 注意不足
③ 身体的・精神的不調

② 薬品棚の特定

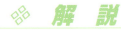
解説

1．薬品棚の配置
① 五十音（アイウエオ）順
② 薬効順

　錠剤棚などの薬品棚の配列は，大きく分けて五十音順と薬効順がある．
　それぞれ長所と短所がある．

> **コメント**
> 五十音順
> 　長所：配置を覚えやすい
> 　短所：類似の名称の医薬品が並びやすい
> 薬効順
> 　長所：類似の名称の医薬品が集まらない
> 　短所：医薬品の配置を覚えにくい

2．類似名称薬との識別
調剤薬特定の3要素の再確認
① 薬品名の確認
② 剤形の確認
③ 規格の確認

　レニベース錠　5mg　1回1錠（1日1錠）

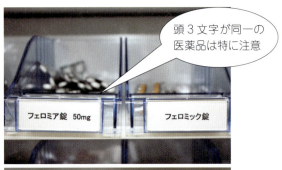

頭3文字が同一の医薬品は特に注意

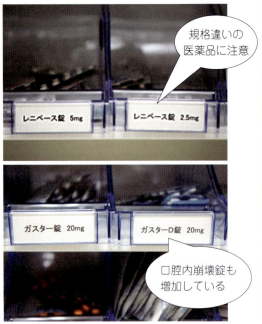

規格違いの医薬品に注意

口腔内崩壊錠も増加している

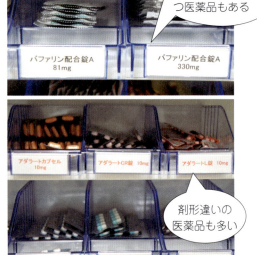

単なる規格違いだけでなく別の適応を持つ医薬品もある

剤形違いの医薬品も多い

> **補足**
> ▶ 調剤過誤防止のための棚配置の工夫
> 　実際には，調剤過誤防止対策として，規格違いの医薬品，類似名称の医薬品などの取り違えを防止するための工夫が施されている．
> 　◇規格違いの医薬品では，高含量規格の医薬品を上位の段に配置
> 　◇多種規格の医薬品では棚ラベルに色別マーカー

③ 薬品の取り揃え

手　順

① 薬品棚から薬剤の取り出し
② 調剤薬特定の3要素の確認
③ 数量の確認
④ 破損・汚れの確認

解　説

1．薬品棚からの薬剤の取り出し

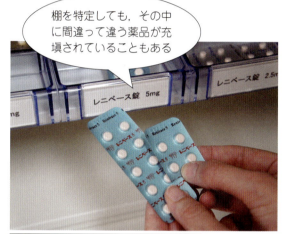

棚を特定しても，その中に間違って違う薬品が充填されていることもある

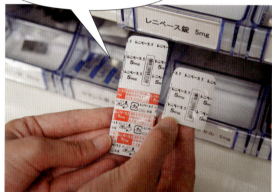

表面だけでなく裏面も確認

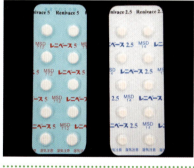

コメント
印象の似た医薬品や同じ色の包装の医薬品が多くある．医薬品に印刷されている薬品名および規格を確認する．

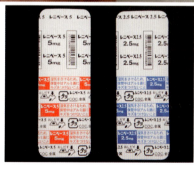

2．破損・汚れの確認

医薬品の破損・汚れの有無を確認する．

　医薬品の包装に破損や汚れがないかどうかを必ず確認する．裏面にあいた小さなピンホールでも，吸湿性のある薬品などの場合では，品質に重大な影響を及ぼす．

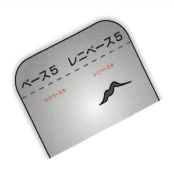

④ 調剤薬を薬袋へ

手 順

① 薬袋番号の確認
② 調剤薬の確認（調剤薬特定の3要素）
③ 薬袋記載内容の確認

Rp 1) レニベース錠　5 mg　1回1錠(1日1錠)
　　　1日1回　朝食後　　　　　14日分

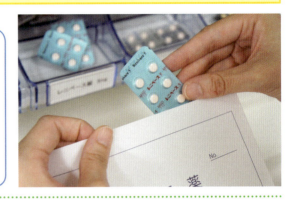

解説

正しい薬袋へ

- 調剤薬を正しい薬袋へ正確に入れる．
  - 処方箋に記載される薬品は1種類とは限らない（20種類以上のこともある）．
  - 用法も多種であり，正しく取り揃えた調剤薬を違う薬袋に入れた場合も調剤過誤となる．
  - 処方番号と同じ薬袋番号の薬袋に間違いなく入れる．
  - 薬袋の備考欄等にある薬品名を確認する．
  - 正しい薬袋に間違いなく入れるように注意する．

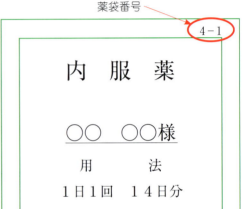

薬袋番号

補 足

▶ 商品名と一般名
　先発医薬品と後発医薬品
　処方箋に記載する薬品名は，通常，商品名が使用される．しかし，最近では，後発医薬品（ジェネリック医薬品）の使用促進のため院外処方箋において一般名処方が行われることがある．一般名で処方された場合は，どの商品でも調剤可能であるが，患者と相談のうえ，先発医薬品か後発医薬品かを選択するのが通常である．
　なお，平成20年4月からは，処方箋に医師が「後発医薬品への変更不可」の欄にチェックを入れ署名押印しない限り，先発医薬品名が記載されていても薬剤師の判断により，後発医薬品への変更が可能となった．

補 足

▶ 自己監査
- 調剤行為の最終段階では，必ず自己監査を行う．
  - 調剤薬の確認
  - 薬袋の確認

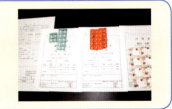

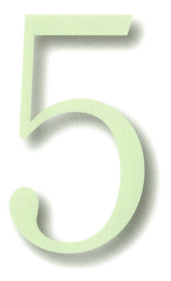

【散剤調剤】

① 調剤薬の特定
② 装置瓶の特定
③ 秤量
④ 混和
⑤ 分割分包(手分包)
⑥ 調剤薬の自己監査
付録:錠剤の粉砕

5. 散剤調剤

散剤調剤は，水剤や軟膏調剤と同様に，計量調剤における薬剤業務の基本である．散剤の調製は，通例，秤量・混和・分割分包の順に行う．調剤のうえで，コンタミネーションや分包誤差に注意を要するのはもちろんのこと，倍散の誤りや秤取量の計算ミス，秤量ミスあるいは装置瓶への充填ミスによる医療事故が多く報告されていることから，リスクマネージメントの観点からも自己監査を含めた調剤者自身によるすべての工程での徹底した確認が最も重要になる．

散剤調剤の流れ

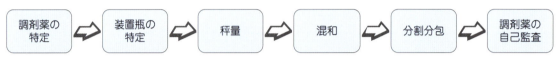

- □ 必ず，調剤薬特定の3要素を確認する習慣をつける．
- □ 近隣にある類似名称の装置瓶に注意する．
- □ 監査は，調剤した薬剤師と別の薬剤師が行うことが原則であるが，1人の場合は自己監査を行う．

事前学習 OSCE レベル	事前学習，OSCE レベルでは，各ステップでの確認作業は，指さし，声だしで行う．
実務実習 レベル	確認作業は，スムーズな手順の流れの中で行うので，指さし，声だしは行わないが，確認作業は確実に行う．

① 調剤薬の特定

- ●処方箋を確認し，調剤薬を特定する．その際に，調剤薬特定の3要素に注意．

＜調剤薬特定の3要素＞
- ●薬品名（商品名，一般名）の確認
- ●剤形（散，錠，カプセル等）の確認
- ●規格（含量）単位の確認

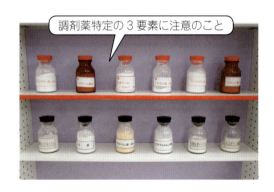

調剤薬特定の3要素に注意のこと

② 装置瓶の特定

- ●類似した名称の散剤があるので注意を要する．
- ●散剤装置瓶の配置には，五十音順や薬効順などがある．また，普通薬や劇薬が区別されて配置されている．

- ●調剤薬の確認（1回目）
- ●装置瓶の薬品名ラベルの確認
- ●規格の確認

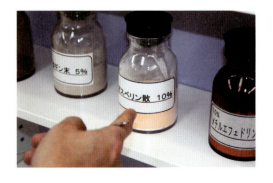

③ 秤量

- 秤量時と秤量後は，必ず薬品名，剤形，規格を確認する．

◆ 調剤薬の確認（2，3回目）
◆ 装置瓶の薬品名ラベルの確認
◆ 規格の確認

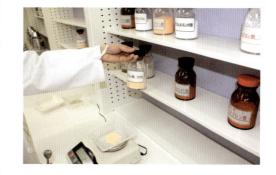

④ 混和

- 混和回数は60回程度を目安として，均等に混和する．

◆ 一般に混和は，初期では主に対流混合が，中間では対流とせん断によって定常的に混合が進む．
◆ 混和の最終段階では，拡散混合の効果がみられ，混合と分離の両作用が平衡状態に達する．
◆ 混和度の評価として，成分含量の変動係数が6.1％以下がよいとされる．

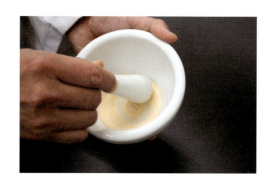

⑤ 分割分包（手分包）

- 事前に秤量皿の中でおおよそ均等にした後，慎重に薬包紙に移す．
- 分割終了後，慎重に目測で調節する．

◆ 自動分包機の普及で，薬包紙で散剤を分包することがほとんどなくなっているが，頓服で分包数が少ない場合や，停電時などでは薬包紙を用いた分包が必要となる．

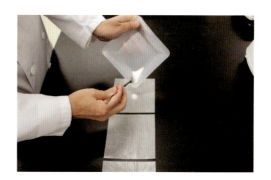

⑥ 調剤薬の自己監査

- 分包後，自己監査を行う．

◆ 混和の可否の確認
◆ 分包紙内へのゴミなどの異物混入の確認
◆ 各分包紙に均一に分包されているか確認

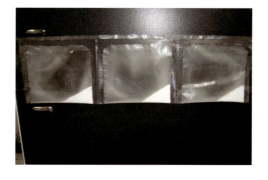

① 調剤薬の特定

手　順

① 薬品名（商品名，一般名）の確認
② 剤形（錠，散，カプセル等）の確認
③ 規格（含量）単位の確認

多数の剤形および規格を有する薬剤が数多く市販されているので，注意が必要である．また，特に規格の記載漏れにより調剤薬が特定できない場合がある．

調剤薬特定の3要素

アスベリン	散	10%
①	②	③

Point
調剤薬の特定には，必ず，薬品名，剤形，規格の3要素の確認を!!

解　説

1．3要素の確認

アスベリン散　10%　1回50 mg（1日100 mg）

● 薬品名の確認は，含量規格を含めて行う．

◆ 同一薬剤で含量規格が異なる薬剤が多くある．含量規格の誤りは調剤過誤のなかで最も多発する過誤である．

薬品名	剤形	規格
アスベリン	ドライシロップ	2%
アスベリン	散	10%
アスベリン	錠	10 mg，20 mg

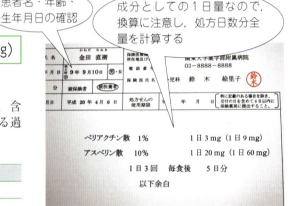

患者名・年齢・生年月日の確認

成分としての1日量なので，換算に注意し，処方日数分全量を計算する

2．処方箋における患者名，年齢，生年月日および体重の確認

● 患者が小児の場合，年齢，生年月日の確認は必要であるが，加えて体重の確認が望ましい．

コメント

・年齢の確認：兄弟による小児科や耳鼻科受診時に，同時に散剤の処方が出される場合がある．
・生年月日の確認：新生児や乳児，幼児の年齢は薬用量の判断基準となるため，年齢のみの記載の場合，生年月日を必ず確認のこと．
・体重の確認：小児科や耳鼻科などで，抗生剤や抗アレルギー用剤など体重1 kgあたりの投与量に体重を乗じて処方される場合がある．

3. 名称の類似した医薬品との区別

🟢 名称のよく似た薬剤に注意すること．

◆ 類似名称の薬剤の取り違いは，重大な医療過誤の原因となっている．
◆ 特に，頭2〜3文字が同一の薬剤については注意が必要である．
◆ ジギタリス製剤や気管支拡張薬などの調剤過誤は，過去に重大な医療事故につながった事例があるので，特に注意が必要である．

ガスコン（消化管内ガス駆除薬）	ガスモチン（消化管運動機能改善薬）
スピロペント（気管支拡張薬・尿失禁治療薬）	スピロピタン（統合失調症治療薬）
セレナール（抗不安薬）	セレネース（抗精神病薬）
テオドール（気管支拡張薬）	テグレトール（抗てんかん薬）
ムコソルバン（気道潤滑去痰薬）	ムコスタ（胃炎・胃潰瘍治療薬）

Point
頭3文字同一名称医薬品に注意!!

4. 秤取量の計算ミス

🟢 成分量を換算して秤取量を求める際に，計算ミスによって過小あるいは過量に秤量しないこと．また，処方日数分の全量を計算すること．

◆ 散剤において処方箋に記載された量が，成分量なのか希釈散剤の量なのかの解釈の違いにより，秤取量に10倍の差が生じて，調剤過誤につながるケースがある．

```
アレビアチン散 10%      ジゴシン散  0.1%
テオドールG   20%      テグレトール細粒  50%
```

コメント

□調剤過誤
　散剤調剤時における調剤過誤は，同一商標で規格（含量）単位が複数存在することを知らずに調剤した「希釈散剤の誤り」や「秤取量の計算ミス」，「分包重量の不均一」，「充填のミス」などが原因として挙げられる．小児におけるジギタリス製剤や抗てんかん薬，気管支拡張薬，向精神薬などで調剤過誤が多く報告されている．重大な医療事故につながるケースも多いことから，より慎重な調剤が求められる．また，装置瓶への充填ミスは，監査の段階で発見することが極めて困難であることと，被害が多数の患者に及ぶ可能性が高いことから，充填作業は複数の薬剤師が確認しながら確実に行うことが望ましい．小包装の購入品をそのまま使用することで，充填作業を省略することができる．調剤過誤の薬剤師側の要因として，知識不足，注意不足，思いこみによる確認不足，身体的・精神的不調などが挙げられるが，誤って調剤された薬剤を患者が服用した場合の重大性をしっかりと認識することが調剤過誤を防止する第一の対策となる．

補足

重大な医療事故につながった調剤過誤
・小児へのジゴキシン散の過量投与による死亡例
・向精神薬の過量投与による昏睡
・セルテクトドライシロップの装置瓶に誤ってセレネース細粒を充填
・ペリアクチン散の装置瓶に誤ってセレネース細粒を充填

Point
調剤過誤の要因
① 知識不足
② 注意不足
③ 思いこみによる確認不足
④ 身体的・精神的不調

② 装置瓶の特定

🔷 解説

1．装置瓶の配置
① 五十音（アイウエオ）順
② 薬効順

◆ 散剤の装置瓶の配置は，大きく分けて五十音順と薬効順がある．
◆ それぞれ長所と短所がある．

> **コメント**
> 五十音順
> 　長所：配置を覚えやすい
> 　短所：類似の名称の散剤が並びやすい
> 薬効順
> 　長所：類似の名称の散剤が集まらない
> 　短所：装置瓶の配置が覚えにくい

2．装置瓶の特定
○類似した名称の散剤があるので注意を要する．
○普通薬や劇薬が区別されて配置されている．

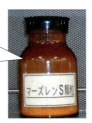
・装置瓶の薬品名ラベルにて薬剤名・規格等を確認する
・散剤の形状や色調等を確認する

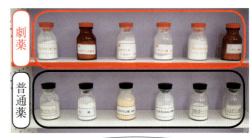

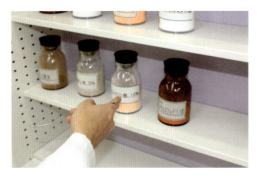

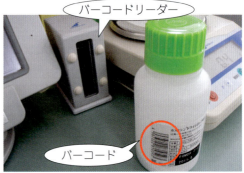

散剤監査システムでは，装置瓶に付けられたバーコードをバーコードリーダーで読み取ることにより，薬剤の取り違いを未然に防止することができる．

> **補足**
> ▶ 散剤監査システム使用の一般的な流れ
> 　1．装置瓶のバーコードを読み取り，システムに薬剤名を認識させ，記録させる．
> 　2．処方箋に従って，調剤を開始する．
> 　3．秤量した薬剤名と秤取量をシステムに記録する．
> 　4．秤量終了時に秤量薬剤，秤取量，調剤した薬剤師名などを記録したシートが印字出力される．
> 　5．装置瓶の取り間違いや秤取量を間違えた際に，警告があらわれる．

③ 秤量

手順

① コンタミネーション（他の薬剤による汚染）の防止
② 電子天秤の調節と確認
③ 秤取すべき量を計算し，処方箋の裏面やメモ用紙に記録する
④ 散剤装置瓶の選択
⑤ 秤量

　リスクマネージメントの観点からも，自己監査を含めた調剤者自身によるすべての工程での徹底した確認が最も重要になる．さらに，混和後の監査が非常に困難となることから，調剤時の記録や散剤監査システムの導入などが必要とされる．また，小児に投与される場合が多いことから，服用量の確認や賦形剤の添加に際して細心の注意が求められる．

解説

1. コンタミネーション（他の薬剤による汚染）の防止

　繰り返し使用する秤量皿や乳鉢，乳棒，スパーテル，篩その他の調剤器具などに薬剤が付着していないか確認する．付着しているときは，ガーゼなどで清拭するか器具を取り替える．

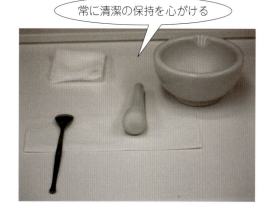

常に清潔の保持を心がける

2. 電子天秤の調節と確認

・秤量 100 g，感量 100 mg の上皿天秤あるいは電子天秤を使用する．
・天秤は人の出入りや空調の影響を受けない場所に設置する．
・水平器にて水平の保持を確認後，ゼロ点を調節，確認する．

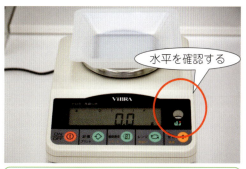

水平を確認する

秤量前に，秤量皿を乗せた状態でゼロ点を合わせる

3．秤取すべき量を計算し，処方箋の裏面やメモ用紙に記録する

・希釈散剤と成分量に注意する．

> 換算に注意し，秤取すべき量（処方日数分の全量）を計算する

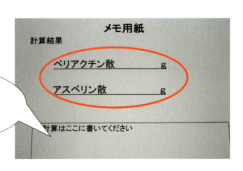

4．散剤装置瓶の選択

・処方箋に記載された薬剤名と装置瓶の薬品名ラベルを確認する．
・希釈散剤を確認する．
・散剤の確認．

> 装置瓶の薬品名ラベルにて薬剤名を確認する

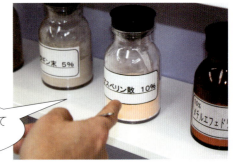

5．秤量

・処方日数に対する総量（頓服の場合は回数に対する総量）を一度に秤量する．ただし，散剤分包機の最大分割数や散剤の特性に応じて調製を行うことが望ましい．
・数種類の医薬品を秤る場合は，原則として処方記載の順に行う．ただし，それぞれの医薬品量の差が大きい場合は，少量のものから秤量を行う．
・散剤調製中の乳鉢や乳棒，分包機および分包紙などへの付着による薬剤の損失は，分包重量変動と同様に TDM を要する薬物の血中濃度管理に大きな影響を与えるので注意を要する．
・装置瓶をとるとき，秤量するとき，秤量後装置瓶をもとの位置に戻すときの3度必ず確認を行う（3度確認法）．
・通常，秤量時に装置瓶のフタを調剤台に置くことは不衛生である．
・異なる薬剤を秤量する際は，スパーテルと秤量皿を清拭し，コンタミネーションに注意する．

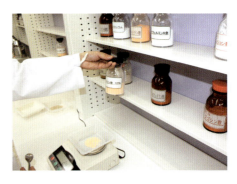

Point
3度確認法
① 装置瓶をとるとき
② 秤量するとき
③ 秤量後装置瓶をもとの位置に戻すとき

補足

・取りすぎた薬剤は，散剤のヤマの上部からすくうように取り，装置瓶に戻す．

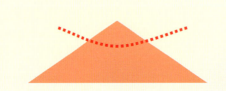
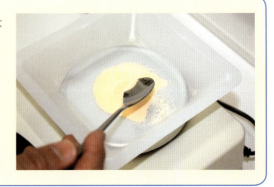

第5章 散剤調剤

【装置瓶の持ち方と秤量の流れ：その1】

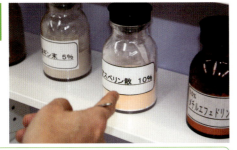

右手にスパーテルを持ち，装置瓶の薬品名ラベルにて薬品名を確認する（1回目）

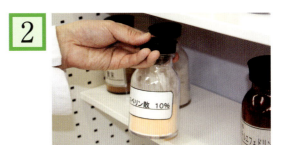

左手で装置瓶をとる．薬品名ラベルは手前側に向ける．このとき，中指と薬指で装置瓶のくびれの部分をはさみこむように持つ

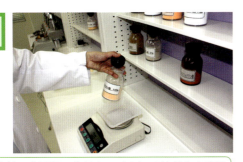

秤量直前に装置瓶の薬品名ラベルにて薬剤名を確認する（2回目）

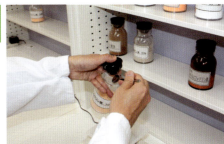

秤量する．このとき，スパーテルで装置瓶内側の口を摺ったり，壁面にあてないように慎重に秤り取る

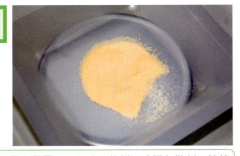

所定の量を秤量し，同時に薬剤の確認と散剤の性状（粉末，細粒，顆粒など）・色調のチェックを行う．あわせて処方箋を読み直して，調剤薬と照合する

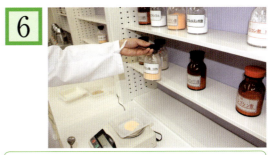

散剤棚に装置瓶を戻す際に，薬品名ラベルにて薬剤名を確認する（3回目）

Point

装置瓶の持ち方1

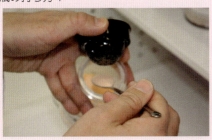
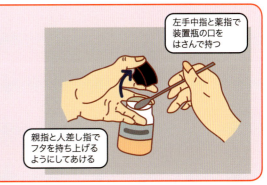

左手中指と薬指で装置瓶の口をはさんで持つ

親指と人差し指でフタを持ち上げるようにしてあける

【装置瓶の持ち方と秤量の流れ：その2】

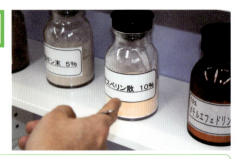

右手にスパーテルを持ち，装置瓶の薬品名ラベルにて薬剤名を確認する（1回目）

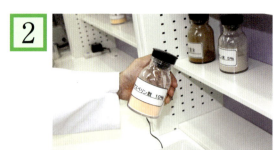

左手で装置瓶をとる．薬品名ラベルは手前側に向ける．左手全体で装置瓶を包むように持つ

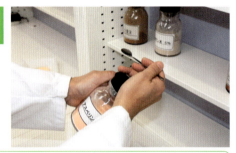

秤量直前に装置瓶の薬品名ラベルにて薬剤名を確認する（2回目）

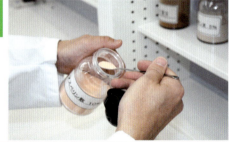

秤量する．このとき，スパーテルで装置瓶内側の口を擦ったり，壁面にあてないように慎重に秤り取る

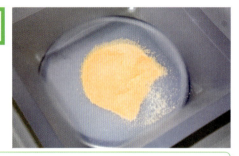

所定の量を秤量し，同時に薬剤の確認と散剤の性状（粉末，細粒，顆粒など）・色調のチェックを行う．あわせて処方箋を読み直して，調剤薬と照合する

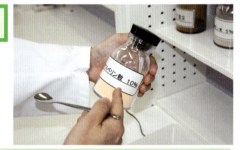

散剤棚に装置瓶を戻す際に，薬品名ラベルにて薬剤名を確認する（3回目）

Point

装置瓶の持ち方2

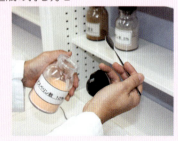
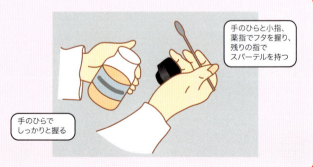

手のひらでしっかりと握る

手のひらと小指、薬指でフタを握り、残りの指でスパーテルを持つ

④ 混和

解説

　乳鉢を手に持ち，乳鉢を動かしながら乳棒を乳鉢に対して垂直に保持し，乳鉢の中心から外側に向かって 10 回，さらに逆周りで 10 回を 3 回繰り返して混和する．混和する回数は 60 回を目安とする．混和する回数が 60 回において，混合と分離の両作用が平衡状態に達する．

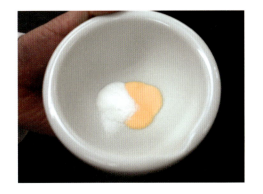

補足
- 毒薬や劇薬など秤取すべき量が極めて少ない場合，他の散剤を少量ずつ混合して均一にする．
- 散剤や細粒剤と顆粒剤との混和は，十分に混和できないため，直接混合するのではなく分包時に 2 度，同一操作を行って均一に分ける（2 度まき）．

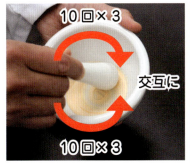

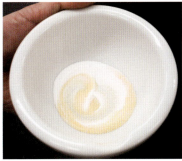

10 回混和後の様子

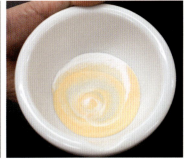

20 回混和後の様子

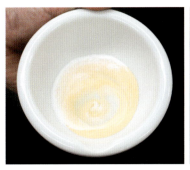

30 回混和後の様子

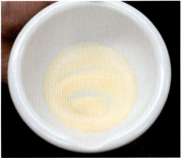

40 回混和後の様子

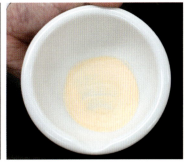

60 回混和後の様子

⑤ 分割分包（手分包）

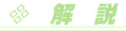 解説

　災害や停電などで散剤分包機が使用できないことが想定される．この際，薬包紙を用いた分包が必要となることがあるため，現在においても標準的な薬包紙の包み方は習得しておく必要がある．

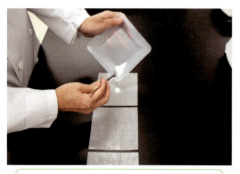

例えば目測法で3分割にするには，事前に秤量皿の中でおおよそ均等にした後，慎重に薬包紙に移す

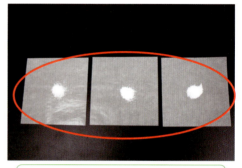

一通り分割が終了したら，慎重に目測で調整する

薬包紙の包み方

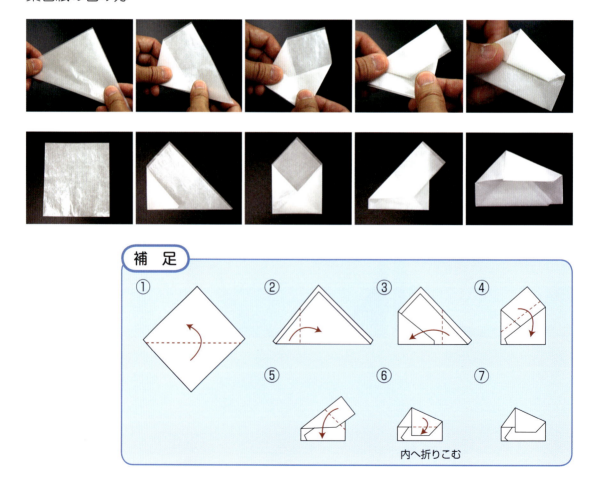

⑥ 調剤薬の自己監査

解説

・分包後，自己監査を行う．
・一連の分包紙を斜めに持って，三角形のヤマを作り，ヤマの大きさが個々の包装で均等か確認する．

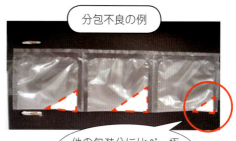

分包不良の例

他の包装分に比べ，極端に内容量が少ない

Point
・分包誤差はないか
・各分包紙中に他の薬剤やゴミなどの異物が混入していないか
・内容物の色調の確認

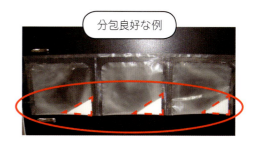

分包良好な例

補足

（散剤調剤時の遵守事項）
・調剤時には清潔な白衣，帽子およびマスクを必ず着用する．手指の清潔に常に注意を払い，頻繁に手洗いとうがいを行う．抗がん剤や免疫抑制剤の調剤時には，さらにゴム手袋を着用する．
・調剤台は常に整理・整頓を心がけるとともに，頻繁に清拭し，できる限り清潔な調剤環境を保持する．
・散剤の調剤に薬塵の発生が考えられるため，薬剤相互作用や調剤室内の汚染が問題となる．このため，秤量や混和，分割分包の各工程時には，集塵装置つきの調剤台や分包機などで対応する必要がある．

（薬局アレルギーの対応）
　散剤調剤において，薬塵吸入に起因するアレルギー性鼻炎や薬剤との接触による接触性皮膚炎が問題となる．原因薬剤としてクロルプロマジン，ジアスターゼ，パンクレアチンなどが知られており，このような薬局アレルギー防止の目的で浮遊薬塵を除去する集塵装置を備えることが必須である．さらに調剤者は，必ず帽子とマスクを着用するとともに，頻繁な手洗いとうがいを行う．

付録：錠剤の粉砕

1. 乳鉢・乳棒を用いる手動粉砕

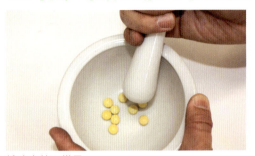

粉砕直前の様子

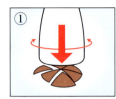
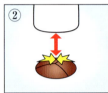

① 裸錠は大きめの乳棒でひねりつぶすように力を入れて均一に粉砕する．
② 糖衣錠やフィルムコーティング錠は乳棒で軽く叩いて小片に砕いてから同様に粉砕する．このとき飛散しないように注意する．

> **コメント**
> 比較的少量の錠剤を粉砕するのに最も簡単な方法である．

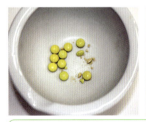 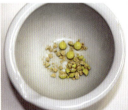 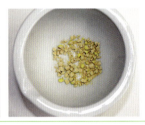 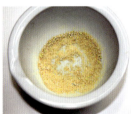

錠剤が荒めにつぶれた後，さらに細かく乳鉢でつぶす

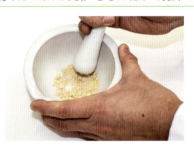

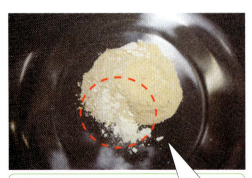

粉砕後，篩過を行い錠剤の被膜を取り除く

網に残った錠剤の被膜

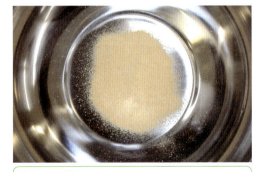

篩過後の様子

2．錠剤粉砕器による粉砕

コメント

粉砕数量が多い，あるいは粉砕の頻度が高い場合に，あらかじめ粉砕器を使って粉砕しておく．また，粉砕する錠剤が非常に硬い場合にも粉砕器を使用すると便利である．

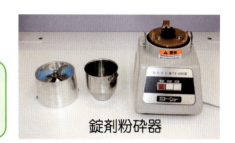
錠剤粉砕器

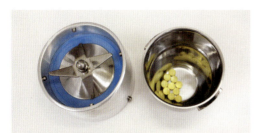
粉砕用カップに錠剤をセットし，粉砕の準備をする．錠剤を取り出したあとのヒートシールは，調剤監査時必要となるため，必ず残しておく

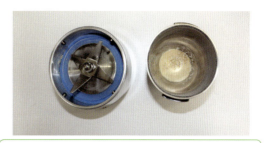
モーターの回転数と回転時間を過度に設定しない．特に回転時間を数秒にしないと，摩擦熱が生じ粉砕物が粉砕カップの内側壁やカッターに付着する恐れがある

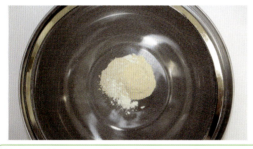
粉砕後，篩過を行い錠剤の被膜を取り除く

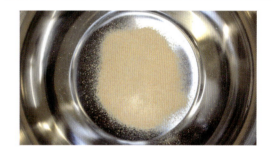

コメント

錠剤の中には，徐放錠やフィルムコーティング錠，腸溶錠などバイオアベイラビリティの調節や副作用の軽減化，服薬コンプライアンスの向上，主薬の安定化など品質の確保を目的として，様々な製剤学的技術を駆使している製剤があるため，粉砕によって医薬品の安定性や体内動態が変化し，治療効果のほか副作用の発現など影響を及ぼすことが考えられる．したがって，粉砕の可否にあたっては，それぞれの製剤の特徴を確認したうえで判断する必要がある．

補足

近年，錠剤の粉砕に代わって簡易懸濁法が注目されている．特に，嚥下障害のある患者や経管栄養などが施行されている患者に対する投与方法として，脚光を浴びつつある．投与の際に，錠剤やカプセル剤の1回分服用量をカップに入れ，約55℃の温湯20 mLを加えて撹拌し，10分間自然放置する．崩壊，懸濁させた懸濁液を注入器（ディスペンサー）や注射器（シリンジ）に吸い取り経管投与する．利点は，錠剤やカプセル剤の粉砕化に伴う問題点の解決にある．すなわち，粉砕後の光や温度，湿度の影響や，粉砕による分割・分包によるロス，混和・混合による配合変化，コンタミネーション，さらに，調剤者への粉砕時の接触や吸入による健康被害，調剤時間の増大などの問題点を回避できる点にある．ただし，すべての錠剤・カプセル剤が簡易懸濁法で投与可能となるわけではなく，疎水性で水に懸濁できない薬剤や注入器に吸い取れない薬剤，注入器内部に残留する薬剤，注入した薬剤が経管栄養チューブを詰まらせるものなどは適応外となる．（詳細は第13章参照）

MEMO

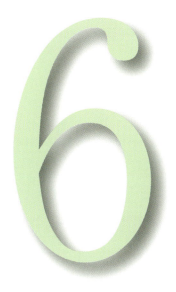

【水剤調剤】

① 処方薬剤の特定
② 秤取量の計算
③ 調剤薬の特定
④ 秤量
⑤ ラベルの作成
⑥ 自己監査

6. 水剤調剤

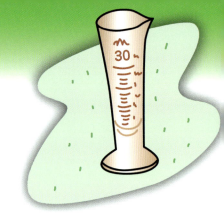

　水剤調剤は，調剤の中でも特に注意が必要であり，また，技能や知識が求められる領域である．水剤は年齢や体重に応じて投与量を設定しなければならない小児に対して，散剤と並んで繁用される剤形であり，オーダーメイド処方の中心的存在といえる．水剤調剤において，薬剤師には薬剤の成分量表記の理解の他，液剤を扱うための特殊な調剤技能・知識が求められる．一度調剤した水剤は他薬と判別がつかないため，要所で自己確認を行いながら細心の注意で取り組む必要がある．

水剤調剤の流れ

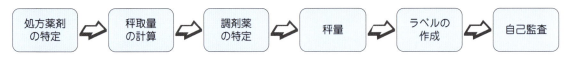

- □　必ず，調剤薬特定の3要素を確認する習慣をつける．
- □　近隣にある類似名称薬との識別に注意する．
- □　監査は，調剤した薬剤師と別の薬剤師が行うことが原則であるが，1人の場合は自己監査を行う．

事前学習 OSCEレベル	事前学習，OSCEレベルでは，各ステップでの確認作業は，指さし，声だしで行う．
実務実習 レベル	確認作業は，スムーズな手順の流れのなかで行うので，指さし，声だしは行わないが，確認作業は確実に行う．

① 処方薬剤の特定

● 処方箋を確認し，調剤薬を特定する．その際に，調剤薬特定の3要素に注意．

- ◆ 薬品名（商品名，一般名）の確認
- ◆ 剤形の確認
- ◆ 規格の確認（％やmg/mL表記）
- ◆ 3要素に加えて原液調剤あるいは加水調剤の確認

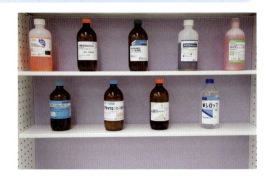

② 秤取量の計算

● 年齢や体重などから投与量が正しいか処方監査する．
● 秤量に先立ち，秤取量を計算する．

- ◆ 投与量の確認
- ◆ 規格（％やmg/mL）の確認
- ◆ 1日量と調剤全量のメモ書き
- ◆ 投薬瓶を選択（加水調剤では使用する目盛を明記する）

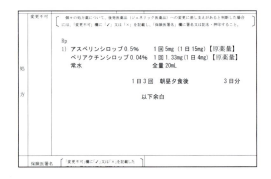

③ 調剤薬の特定

- 同じ薬品名で剤形や規格が異なる医薬品が多くある．また，よく似た名称の医薬品が多く存在している．
- 薬品棚の配置は，五十音順や薬効順などがある．普通薬，劇薬，毒薬などが区別されて配置されている．

- 調剤薬の確認（1回目）
- 水剤瓶の薬品名ラベルの確認
- 規格の確認
- 破損，汚れの確認

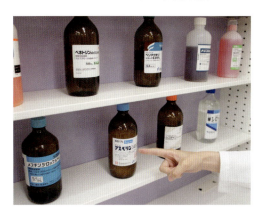

④ 秤量

- 秤量時と秤量後は，必ず薬品名，剤形，規格を確認する．

- メートグラスの選択と洗浄
- 秤量時，調剤薬の確認（2回目）
- 薬品を軽く混和し均一にする
- 清潔に秤量する
- 棚へ戻す際に調剤薬を確認（3回目）

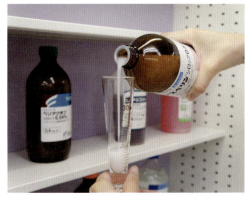

⑤ ラベルの作成

- 水剤ラベルの作成を行う．

- 患者氏名，用法・用量の表示
- 1回服用量の表示
- 投薬瓶の適切な場所にラベルを貼付

⑥ 自己監査

- 調剤行為の最終段階では，必ず自己監査を行う．

- 調剤薬の確認
- 全量の確認
- 異物の混入がないか確認
- 再度ラベルの確認
- 秤量カップや目盛の確認

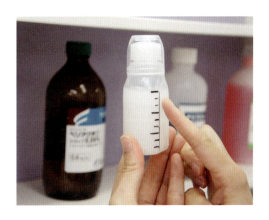

① 処方薬剤の特定

```
処方例 1
9 歳女児
Rp)  デパケンシロップ  5%        1回 4 mL（1日 8 mL）
         1日 2回  朝夕食後            90 日分
```
（50 mg/mL を意味する）

```
処方例 2
5 歳男児
Rp)  アスベリンシロップ    0.5%   1回 5 mg  （1日 15 mg）
     ペリアクチンシロップ  0.04%  1回 1.33 mg（1日 4 mg）
     常水              全量  20 mL
         1日 3回  毎食後             3日分
```

手 順

① 薬品名（商品名，一般名）の確認
② 剤形（水剤，錠剤，散剤等）の確認
③ 規格（含量）の確認
④ 患者情報（年齢・体重等）の確認
⑤ 原液調剤あるいは加水調剤の選別
⑥ 配合変化等の確認

調剤薬特定の 3 要素に加え，水剤は患者の体格に応じた投与量を厳守するため，年齢や体重などの確認も同時に行う必要がある．

調剤薬特定の 3 要素

デパケン	シロップ	5%
商品名	剤形	規格

Point
患者データも必ず確認!!

解 説

1. 処方薬の 3 要素を確認

● 薬品名に加え含量濃度表記をしっかり確認する．

　◆ デパケンシロップ 5%

2. 患者情報（氏名，年齢，体重等）の確認

● 水剤では患者の年齢や体重によって細かく投与量を決めるため，このデータなくして調剤はできない．

● 小児薬用量算出には
　◆ Young 式　小児薬用量＝年齢/（年齢＋12）×成人量
　◆ Augusberger 式　小児薬用量＝（年齢×4＋20）/100×成人量

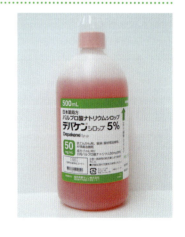

3. 原液調剤あるいは加水調剤か選別

　原液調剤とは，薬品製品をそのまま交付するか，または原液のまま別の容器に量りとることをいう．つまり，他の薬品と混合してはならない水剤である．原液調剤かどうかを調べる手段としては，医薬品添付文書等で調べるのもよいが，基本的に各病院・薬局の調剤内規に従わなければならない．

> **Point**
> - 各病院・薬局の調剤内規を確認しよう
> - 医薬品添付文書等でも調べてみよう

補　足

▶ 調剤内規とは
　病院や薬局では，業務の時間短縮化と調剤者によるバラツキをなくし，誰が調剤しても患者に常に同じ薬が提供できるように調剤内規が取り決められており，調剤を円滑に行える工夫がなされている．調剤内規は，各病院・薬局で取り決められた内部規定であるため，各施設によって異なることを理解する．

原液調剤薬の例
アルファロール液，アルロイドG，イソバイド，インクレミンシロップ，ガスコンドロップ，ザジテンシロップ，ザロンチンシロップ，セルシンシロップ，デパケンシロップ，トリクロリールシロップ，ファンギゾンシロップ，フェノバールエリキシル，マーロックス，モニラックシロップ，リスパダール内用液，リンデロンシロップ　など

加水・他薬と混合してよい薬の例（配合不可の組み合わせも場合によりある）
アスベリンシロップ，キョウニン水，濃厚プロチンコデイン液，セネガシロップ，プロチン液，ペリアクチンシロップ，ポララミンシロップ，ムコソルバンシロップ，ムコダインシロップ，メプチンシロップ　など

4. 配合変化

　水剤では，錠剤や散剤など他の剤形と比べ，配合による化学的変化が起こりやすいことから，配合不適や配合注意が多い．特に処方監査時に注意が必要であり，あらかじめ添付文書やインタビューフォームなどで配合変化に関する情報を確認する必要がある．

コメント

- 年齢の確認：兄弟による小児科や耳鼻科受診時に，同時に水剤の処方が出される場合がある．
- 生年月日の確認：新生児や乳児，幼児の年齢は薬用量の判断基準となるため，年齢のみの記載の場合，生年月日を必ず確認のこと．
- 体重の確認：小児科や耳鼻科などで，体重あたりの投与量に体重を乗じて処方される場合がある．

② 秤取量の計算

🔹 解説

> **コメント**
> 水剤瓶に表示される％とは，正確には重量対容量％（W/V％）である．これは溶液 100 mL 中に何 g の薬物が溶けているかを表す．
> 例）2％は 2 g/100 mL である．すなわち，20 mg/mL である．

1. 投与量を確認

患者の年齢や体重から投与量が至適か確認する．

- 水剤の mg 表記を mL に換算する必要がある．
- 濃度の意味をしっかり理解する．

2. 実際に計算しよう

● 処方例 1 を計算してみると

デパケンシロップ 5％は 5 g/100 mL であるから，50 mg/mL と換算でき，1 日量 8 mL は 400 mg となる．デパケンシロップの用法・用量は 1 日 400〜1,200 mg を 2〜3 分服であるので至適投与量と判断できる．

また，投与日数が 90 日分であるため，秤取すべき全量は 8 mL × 90 日分 =720 mL となる．

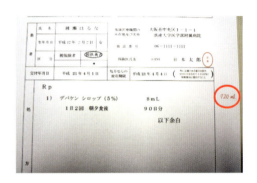

● メモを取る
- 秤量をスムーズに行えるようメモ用紙や処方箋の裏面等に秤取量を記載する．
- わかりやすく記載すること．

● 処方例 2 を計算してみると
- 「アスベリンシロップ 0.5％ 1 回 5 mg（1 日 15 mg）」は，1 日量として 3 mL を秤量する．
- 「ペリアクチンシロップ 0.04％ 1 回 1.33 mg（1 日 4 mg）」は，1 日量として 10 mL を秤量する．

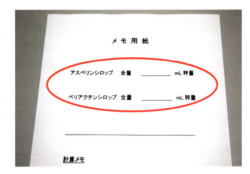

3. 投薬瓶の選択

- 原液調剤の場合は，総秤取量が入る投薬瓶を選択し，付属のカップの目盛を使用する．
- 加水調剤では，総秤取量が入る投薬瓶を選択し，日数に対応した瓶の目盛を選択する．

投薬瓶は 30 mL，60 mL，100 mL，200 mL，300 mL，500 mL などが繁用される．

補足

▶ 処方例1（デパケンシロップ）における原液調剤の場合，全量の720 mLを500 mLならびに300 mLの投薬瓶を用いて調剤を行う病院や薬局があるが，衛生上の観点から，ほとんどは500 mLの未開封の製剤とデパケンシロップ220 mLを秤量・調剤する（水剤ラベルなどは両方に貼る）．

● 処方例2で瓶を選択すると

調剤すべき全量は各薬剤の合計量であるので，アスベリンシロップ9 mL，ペリアクチンシロップ30 mLであり，薬剤のみの全量は39 mLとなる．1日あたり20 mLとなるように常水を加える（加水）指示があるため，60 mLの投薬瓶を選択する．目盛は9回分（1日3回，3日分）となるように適切な目盛を選択する．

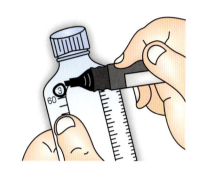

Point

水剤調剤では，処方箋に記載されている投与量が適切かどうか処方監査（処方チェック）を行うことが極めて重要となる．水剤では患者ごとに個別の投与量が設定されるため，錠剤など計数調剤における規格のイメージとは異なることから，その都度慎重に調べる習慣をつけることが肝要である．

＊小児薬用量のYoung式やAugusberger式から算出される投与量を概ね覚えておくと便利である．

成人	12歳	7.5歳	5歳	3歳	1歳	新生児
1	2/3	1/2	2/5	1/3	1/4	1/8

③ 調剤薬の特定

1．薬品棚の配置
① 五十音（アイウエオ）順
② 薬効順
③ 普通薬と劇薬

◆ 水剤棚などの薬品棚の配置は，大きく分けて五十音順と薬効順がある．
◆ 水剤は五十音順もしくは不規則な配置が多い．

> **コメント**
> 水剤は薬品の種類が少ないため，外観上似た薬品を近くに配置しないことを前提に配置されることが多い．

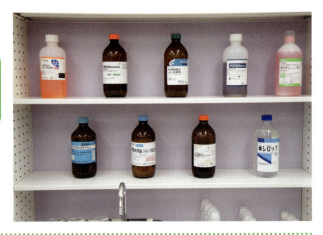

2．調剤薬の特定
● 類似した名称の水剤があるので注意を要する．
● 普通薬や劇薬が区別されて配置されている．

＊ビソルボン液のように，内服薬と外用薬の2種類存在するものもある．

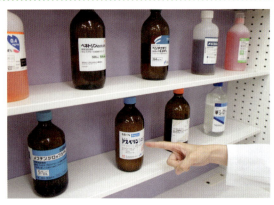

④ 秤量

🔷 解　説

1．メートグラスの洗浄

① メートグラスの洗浄
② 投薬瓶の洗浄→容器洗浄は施設により異なる

　◆ 調剤量に相応したメートグラスを選択する

> **コメント**
> メートグラスの洗浄については，
> ① 薬剤を秤量する直前と
> ② 薬剤の秤量直後にそれぞれ洗浄する．
> ・2 種類以上の薬剤を連続して加水調剤する場合は，調剤前と調剤後のみ洗浄してもよい．

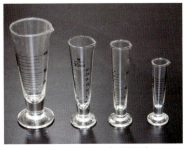
メートグラス（円錐形）

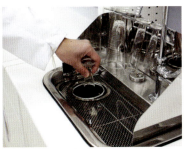
メートグラス洗浄の様子

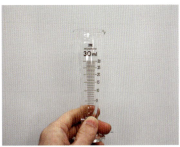
メートグラスの持ち方

2．3度の確認

　指さし，声だしで確認する．
① 薬剤を棚から取るときに初回確認
② 秤量するときに2度目の確認
③ 秤量後，薬剤を棚に戻す際3度目の確認

> **Point**
> ・事前学習や OSCE レベルでは，各ステップでの確認作業は，指さし，声だしで行う
> ・実務実習レベルでは，スムーズな手順の流れの中で行うので，指さし，声だしは行わないが，確認作業は確実に行う

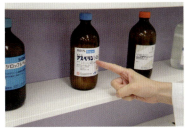
確認（1回目）

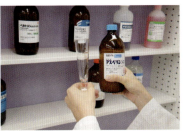
確認（2回目）

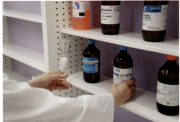
確認（3回目）

3．秤取量を計算し，メモ用紙や処方箋の裏面に記録する

・成分量など計算に注意する．

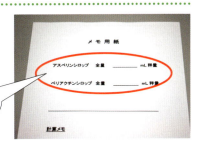

換算に注意し，秤取量（処方日数分の全量）を計算する

4. 秤量

● 事前に計算した量をもとに秤量する．

【水剤秤量の流れ】

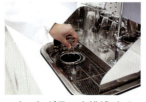
メートグラスを洗浄する

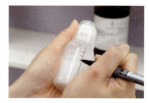
空の投薬瓶に目盛を入れる場合は最初に行う

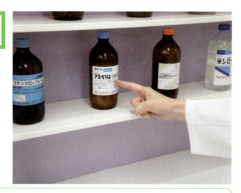

1

棚から取るときに薬剤名を確認する（1回目）

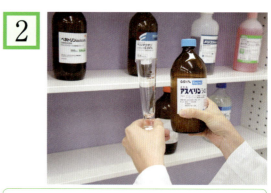

2

秤量時に薬剤名を確認する（2回目）

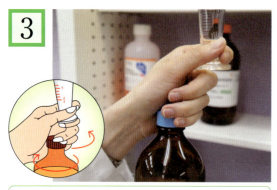

3

右手で瓶，左手の掌と小指，薬指でキャップを捻り逆方向に回してキャップをとる

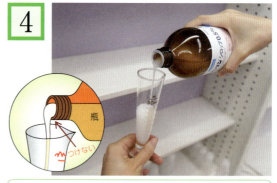

4

所定の量を秤量する（瓶の口をメートグラスに接触させない）

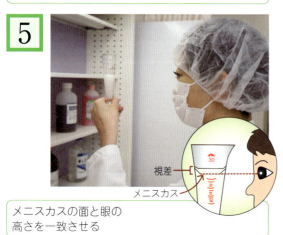

5

メニスカスの面と眼の高さを一致させる

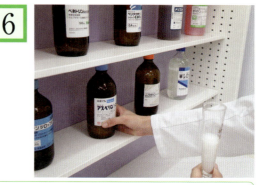

6

秤量後，薬剤を棚に戻す際に薬剤名を確認する（3回目）

第6章 水剤調剤　65

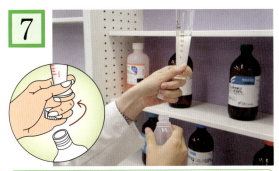
左手の掌と小指，薬指で投薬瓶のフタを捻りながらとる（瓶はまわさない）

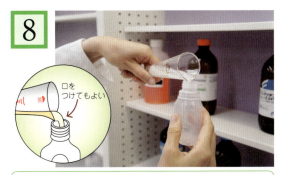
秤量した薬剤を投薬瓶に移す（メートグラスと投薬瓶の口は接触してもよい）

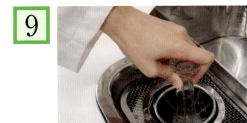
メートグラスを洗浄する

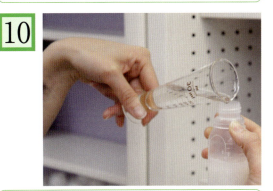
常水または精製水でメスアップする

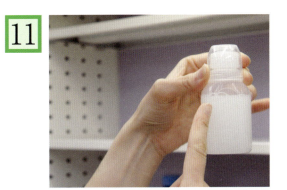
全量を確認する

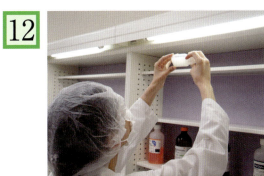
異物の混入の有無を確認する

補足

取りすぎた薬剤を水剤瓶に戻さない

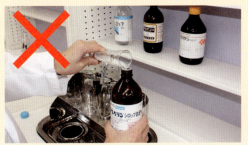

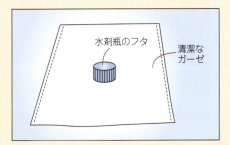

秤量中，水剤瓶のフタは，清潔なガーゼ等の上においてもよい

⑤ ラベルの作成

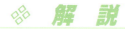 解　説

1．ラベルへの記載

① 患者氏名
② 用法・用量・日数
③ 1回量を明記（目盛表示か1回服用量か）
④ 調剤年月日，薬剤師名

- 水剤には薬袋がないため，ラベルの記載内容が非常に重要である．
- 患者氏名はもちろん，用法・用量（1回服用量），投与日数等の情報を正確に記載する．
- 調剤が正しくても，ラベルの不備により患者が誤った服薬をする可能性があることを理解する．

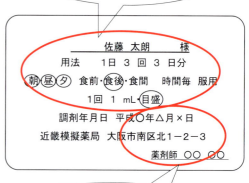

患者氏名や用法・用量など必要な情報を記載する

調剤年月日や薬剤師名（フルネーム）も忘れず記載する

補　足

▶ 投薬瓶の目盛または計量カップによる服薬
　加水調剤は服薬回数に応じて適切な投薬瓶の目盛で服薬するため，ラベルには「1回1目盛服用」と記載する．一方，デパケンシロップなど原液調剤したものは，計量カップで1回分を服薬するためラベルには「1日△回，1回△mL服用」と記載する．

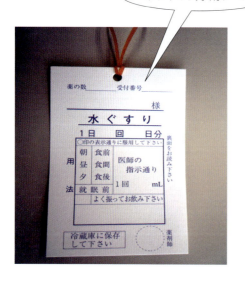

吊り下げ式水剤ラベル

コメント

▶ ラベルの種類
　手書きのラベルは，シール状で投薬瓶に直接貼るもののほか，投薬瓶のフタに吊るすタイプもある．これ以外に，調剤支援システムによって自動発行されるシールタイプのものも普及しつつある．

⑥ 自己監査

手 順

① ラベルの記載事項の確認
　氏名，用法・用量，投与日数
　1回服用量
② 調剤薬の内容が正しいか確認
　総投与量の容量が正しいか確認
　浮遊物や異物等の混入がないか確認
③ 投薬瓶の目盛あるいは計量カップに記載した量が正しいか確認

Point
処方箋とメモした計算量などを再度，確認する

解 説

　水剤は散剤同様，調剤薬に誤りがあっても監査で誤りを発見することは困難である．さらに，複数の水剤が混合されている場合に調剤の誤りを発見することは，極めて困難となる．
　したがって，調剤する者自身がすべての工程での確認を徹底することが最も重要となる．

1．ラベルの確認

- 患者氏名
- 用法・用量・投薬日数
- 1回服用量を明記（目盛表示か1回服用量か）
- 調剤年月日および薬剤師名

2．調剤薬の確認

- 調剤薬の内容が正しいか確認（色調，臭い等）
- 総投与量の容量が正しいか確認
- 浮遊物や異物等の混入がないか確認
- 投薬瓶の目盛あるいは計量カップに記載した量が正しいか確認

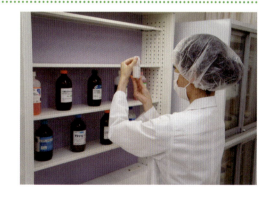

```
          佐藤　太朗　　様
  用法　　1日　3回　3日分
 朝昼夕　食前・食後・食間　時間毎　服用
        1回　1 mL・目盛
     調剤年月日　平成○年△月×日
  近畿模擬薬局　大阪市南区北1-2-3
                薬剤師　○○　○○
```

補 足

・調製した水剤を患者に交付する場合，以下の点に注意する．
　1）細菌汚染の観点から，原則として冷蔵庫に保存するように指示する．
　2）懸濁剤等は，服用前によく振ってから飲むように指示する．
　3）計量カップなどを用いる場合，その使用方法を説明する．

MEMO

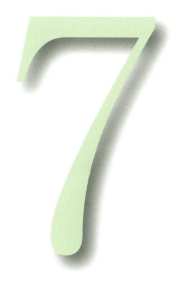

【軟膏調剤(混合)】

① 調剤薬の特定
② 秤量
③ 混合
④ 容器への充填
⑤ 薬袋の作成
⑥ 自己監査

7. 軟膏調剤（混合）

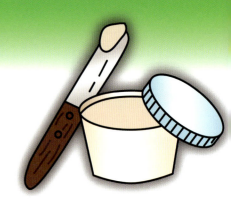

　軟膏調剤は，薬剤師の薬剤業務の中で基本的な調剤の1つである．軟膏調剤では計数調剤が一般的であるが，混合調剤も頻繁にみられる．すなわち，患者の状態に合わせて軟膏を希釈する目的や，異なる軟膏製剤を一定の割合で混合する場合がこれに該当する．したがって，他の計量調剤同様，多くの事項について確認し，処方通りの薬剤が間違いなく患者に投与されるように注意を払う必要がある．

軟膏調剤の流れ

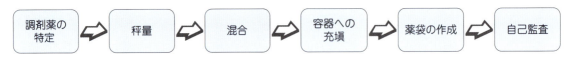

- □ 必ず，調剤薬特定の3要素を確認する習慣をつける．
- □ 近隣にある類似名称薬との識別に注意する．
- □ 監査は，調剤した薬剤師と別の薬剤師が行うことが原則であるが，1人の場合は自己監査を行う．

事前学習 OSCEレベル	事前学習，OSCEレベルでは，各ステップでの確認作業は，指さし，声だしで行う．
実務実習 レベル	確認作業は，スムーズな手順の流れの中で行うので，指さし，声だしは行わないが，確認作業は確実に行う．

① 調剤薬の特定

● 処方箋を確認し，調剤薬を特定する．その際，調剤薬特定の3要素に注意する．

- ◆ 薬品名（商品名，一般名）の確認
- ◆ 剤形（外用，散，錠等）の確認
- ◆ 規格（含量）単位の確認
- ◆ 調剤薬の確認（1回目）

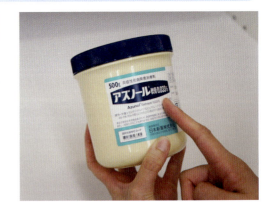

② 秤量

● 秤量時と秤量後は，必ず薬品名，剤形，規格を確認する．

- ◆ 調剤薬の確認（2，3回目）
- ◆ 軟膏瓶の薬品名ラベルの確認
- ◆ 規格（含量）単位の確認

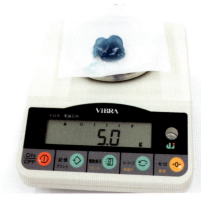

③ 混合

- 均一に混ざるまで混合する．
- 軟膏板あるいは乳鉢・乳棒を用いて行うが，それぞれ長所と短所がある．

- 軟膏板による混合は，空気が混入しにくいが，技術の差が出やすい．
- 混合時に軟膏を広げすぎると，水分が蒸発しやすくなる．
- 乳鉢・乳棒による混合は，空気が混入しやすいが，技術の差が出にくい．また，磁製の乳鉢・乳棒は多孔質のため，軟膏がその孔に入り込み，洗浄に時間がかかる．

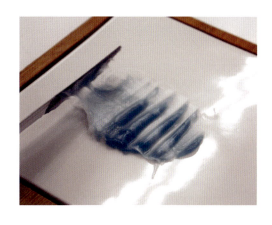

④ 容器への充填

- 軟膏容器に充填する．

- 空気が入らないように充填．
- 軟膏の表面をきれいに整える．
- 軟膏容器の外面をきれいにする．

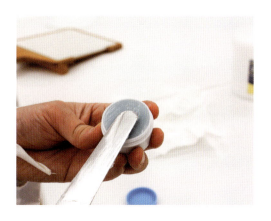

⑤ 薬袋の作成

- 薬袋の作成を行う．

- 患者氏名の表示
- 1日の使用回数の表示
- 使用方法の表示
- 使用部位の表示
- 調剤日の記載
- 薬剤師名の記載

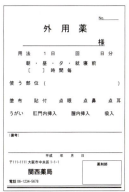

⑥ 自己監査

- 調剤行為の最終段階では，必ず自己監査を行う．

- 混合軟膏剤の確認
- 全体量の確認
- 異物の混入がないか確認
- 再度，薬袋の記載事項の確認

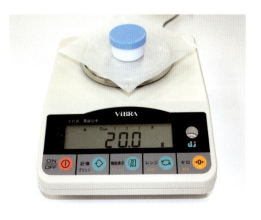

① 調剤薬の特定

手 順

・処方箋を確認し，調剤薬を特定する．その際，調剤薬特定の3要素に注意する．

① 薬品名（商品名，一般名）の確認
② 剤形（外用，錠，散，カプセル等）の確認
③ 規格（含量）単位の確認
④ 調剤薬の確認（1回目）

調剤薬特定の3要素

アズノール	軟膏	0.033%
①	②	③

Point
調剤薬の特定には，必ず，薬品名，剤形，規格の3要素の確認を行う．

解 説

1. 3要素の確認

アズノール軟膏	0.033%	4g

・薬品名の確認は，含量規格を含めて行う．

2. 調剤薬の特定

・処方箋に記載された薬剤名と軟膏製剤の薬品名を確認する．

・チューブ入り製剤の場合，同一商品でも軟膏剤やクリーム剤等いくつかの剤形のものが市販されているので，必ず剤形等の確認が必要である．
・チューブ入り製剤の場合，包装単位が5gのほか10g，25g等複数存在する．

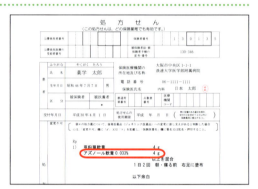

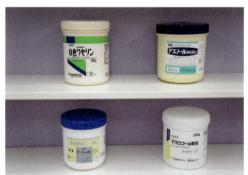

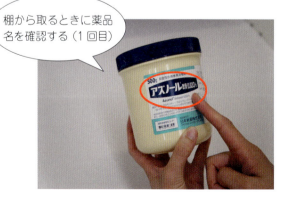

棚から取るときに薬品名を確認する（1回目）

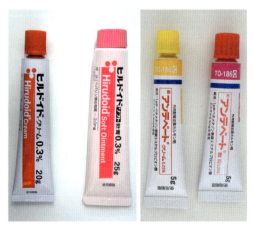

第7章 軟膏調剤（混合）　73

② 秤量

手　順

① 電子天秤の調節と確認
② 軟膏板，軟膏へら等の消毒
③ 秤量

　混和後の薬剤の確認が極めて困難であることから，自己監査を含めた調剤者自身によるすべての工程での徹底した確認が重要になる．

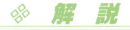

1．電子天秤の調節と確認

・秤量 100 g，感量 100 mg の上皿天秤あるいは電子天秤を使用する．
・天秤は人の出入りや空調の影響を受けない場所に設置する．
・水平器にて水平の保持を確認後，ゼロ点を調節，確認する．

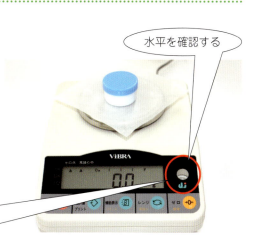

水平を確認する

秤量前に，清潔な軟膏容器を乗せた状態でゼロ点を合わせる

2．軟膏板，軟膏へら等の消毒

・軟膏板，軟膏へら，軟膏容器をアルコール綿で消毒する．
・軟膏板，軟膏へらは，アルコールが完全に蒸発したことを確認後使用する．
・軟膏容器は，フタを開放した状態でアルコールを蒸発させ，使用に供する．

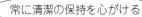

常に清潔の保持を心がける

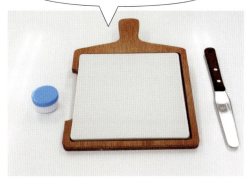

3. 秤量

・軟膏は処方箋に従い秤量する．
・軟膏へらはアルコール綿で消毒し，完全にアルコールが蒸発したことを確認してから使用する．
・異物の混入や汚染に注意する．
・軟膏へらの先端部分で軟膏をとる．
・軟膏製剤をとるとき，秤量するとき，軟膏製剤をもとの位置に戻すときの3度必ず確認を行う（3度確認法）．

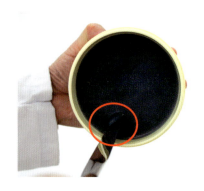

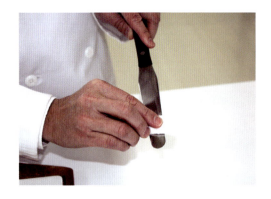

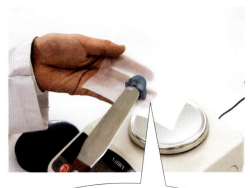

軟膏を適正に薬包紙上に量り取り，残らず軟膏板に移す

Point

軟膏を取り出すときは，放射状に平らに削ることで表面積を少なくすることができ，油脂性基剤の酸化による変質や乳剤性基剤の水分蒸発を抑制することができる．

補足

秤量した軟膏は，すぐに軟膏板に移さず，薬包紙などの上に秤量した順に離して並べて，自己監査を行う．

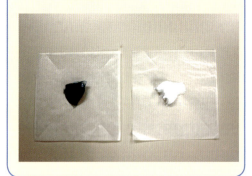

第7章 軟膏調剤（混合） 75

③ 混合

手 順

軟膏を軟膏板に移した後，軟膏へらをしならせながら押し出すように混合する．混合時には，軟膏板上に軟膏を広げた状態で混合すると，軟膏中の水分が蒸発しやすくなることから，軟膏を集め広げる手技を繰り返して手早く混合を行う．

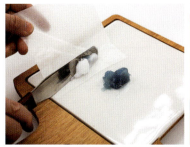
軟膏を適正に軟膏板に移す

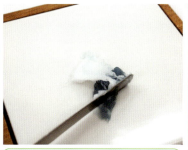
混合を開始する

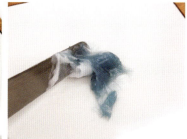
軟膏へらの先端で軽く混合する

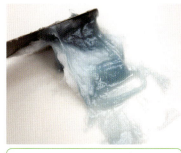
軟膏へらをしならせながら，押し出すように混合する

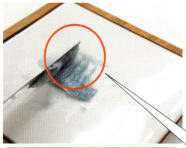
軟膏へらをしならせ，波打つように押し出しながら均一に混合する

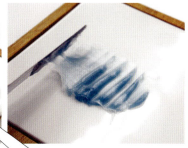

・まだらにならないように注意して混合する
・軟膏を集め広げる手技を繰り返し，手早く混合する

補 足

混合中に軟膏中の水分が蒸発しないように，軟膏を広げすぎないよう注意する．

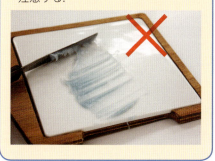

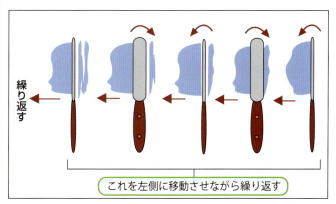

繰り返す

これを左側に移動させながら繰り返す

④ 容器への充塡

手　順

- 混合後，少量の軟膏をとり，軟膏容器の底部の隅を埋めるように，軟膏を擦りつける要領で充塡する．このとき，空気が入らないように注意する．
- 重層するように軟膏を重ねて充塡する．充塡中はタッピングをこまめに行い，軟膏中の空気を抜くように気をつける．
- 充塡終了後，軟膏の表面をきれいに整える（容器のフタを閉める前の状態がきれいに平らになっているか確認する）．
- フタを閉めた後，軟膏容器の外面をアルコール綿等で清拭し，きれいにする．

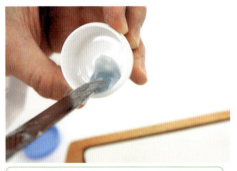

少量の軟膏をとり，容器の底の隅を埋めるように充塡する

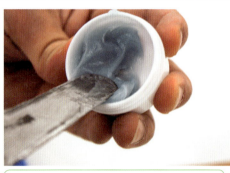

重層するように，軟膏を重ねて充塡する
空気が入らないように注意する

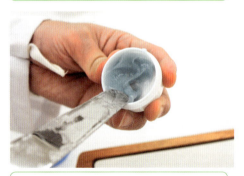

タッピングをこまめに行い，軟膏中の空気を抜く

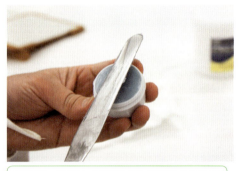

充塡後，軟膏へらで軟膏の表面をきれいに整える

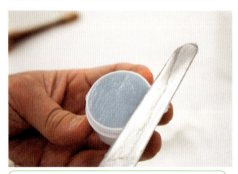

容器のフタを閉める前の軟膏表面が，平らになっているか確認する
量が少ない場合はすり鉢状に平らにする

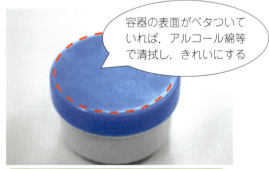

容器のフタを閉めた後，容器の外面を確認する

容器の表面がベタついていれば，アルコール綿等で清拭し，きれいにする

⑤ 薬袋の作成

●薬袋の作成を行う．

・患者氏名の表示
・1日の使用回数の表示
・使用方法の表示
・使用部位の表示
・調剤日の記載
・薬剤師名の記載

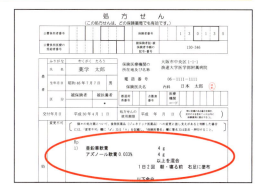

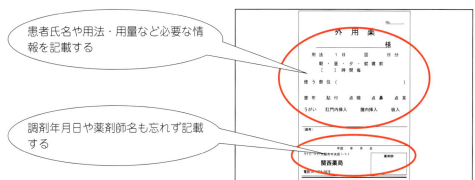

患者氏名や用法・用量など必要な情報を記載する

調剤年月日や薬剤師名も忘れず記載する

補足

・軟膏の混合では，軟膏板と軟膏へらによる混合のほかに，乳鉢と乳棒を用いる方法がある．乳鉢および乳棒は，磁製のものとガラス製のものがある．磁製の乳鉢・乳棒では微細な細孔が存在する多孔質となっているため，軟膏剤がその孔に入り込み，洗浄に時間がかかる場合がある．
・乳鉢と乳棒による混合は空気が混入しやすいが，技術の差が出にくく，水分が蒸発しにくい．

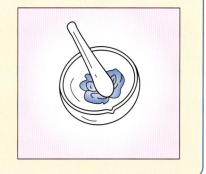

コメント

軟膏混合時の遵守事項
・清潔な白衣，帽子およびマスクを必ず着用する．手指の清潔に常に注意を払い，頻繁に手洗いとうがいを行う．
・調剤台は常に整理・整頓を心がけるとともに，頻繁に清拭し，できる限り清潔な調剤環境を保持する．

⑥ 自己監査

🟢 混合した軟膏を軟膏容器に充填後，自己監査を行う．

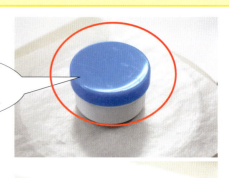

・軟膏容器の外部に軟膏が付着している等，汚れはないか
・容器の表面がベタついていないか

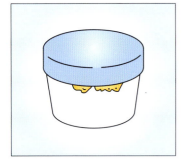

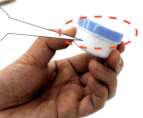

充填した軟膏が容器からはみ出ている

・全体量の確認
・軟膏の色調の確認
・均一に混合されているか確認
・異物の混入がないか確認
・再度，薬袋の記載事項の確認

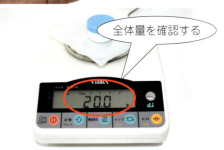

全体量を確認する

・チューブ入り軟膏との混合の場合，空になったチューブは，監査時に必要となるので，捨てずに残しておく．

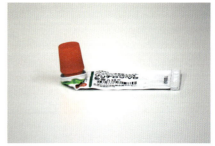

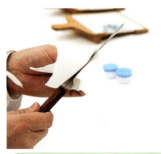

軟膏へらに付着している軟膏を拭き取る

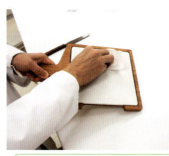

軟膏板に付着した軟膏を拭き取る

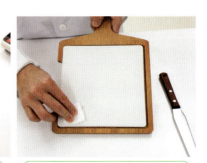

軟膏板，軟膏へらをアルコール綿で清拭する

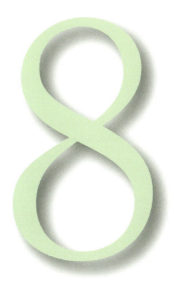

【調剤監査】

① 処方の確認
② 薬袋記載内容の確認
③ 調剤薬の確認
④ 薬剤情報提供文書の確認
⑤ 薬剤交付準備

8. 調剤監査

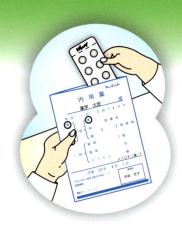

　調剤監査の基本は調剤済み薬と処方箋を照合して正しく調剤されていることを確認することである．単に調剤済み薬の確認を行うだけではなく，① 処方の確認，② 薬袋記載内容の確認，③ 調剤薬の確認，④ 薬剤情報提供文書の確認，⑤ 薬剤交付準備などの手順を踏むことが重要である．

調剤監査の流れ

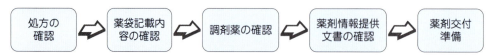

- □ 調剤監査は調剤した薬剤師とは別の薬剤師が行うことが原則である．止むを得ず自己監査を行う場合は少し時間を空けるなど思い込みや先入観を捨てる工夫を講じる．
- □ 監査者は名称や外観が類似するなど過誤を起こしやすい薬剤および効能・効果で用量が異なったり，休薬期間が必要な医薬品などの要注意医薬品についての知識を確実にしておくことが求められる．

事前学習 OSCE レベル	各ステップでの確認作業は，指さし，声だしで行う．
実務実習 レベル	確認作業は，スムーズな手順の流れの中で行うので，指さし，声だしは行わないが，確認作業は確実に行う．

① 処方の確認

● 処方監査を既に行っているが，再度処方箋を確認する．その際に，年齢・性別などの患者情報にあった処方内容であるか，重複投与，相互作用，疑義照会結果の妥当性などに注意する．

◆ 処方箋様式の確認
◆ 疑義照会内容の妥当性の確認
◆ 処方内容の確認

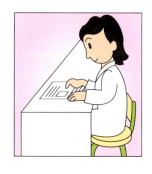

② 薬袋記載内容の確認

● 処方通りの薬袋（ラベル）が揃っており，必要事項が正しく記載されているかどうかを確認する．

- 薬袋数の確認
- 薬袋（ラベル）の記載内容の確認
- 冷所保存など特別な注意や指示が薬袋に反映されているかを確認

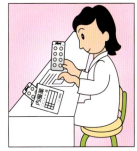

③ 調剤薬の確認

● 薬袋内に調剤薬が正しく入っていることを確認する．

- 調剤薬の名称・規格・数量の確認
- 調剤薬や包装材料の破損，汚れの確認

監査台は整理整頓．不要な物は置かないように．

④ 薬剤情報提供文書の確認

● 調剤薬の薬剤情報提供文書の内容が正しいかを確認する．また，添付すべき使用説明書が添付されているかを確認する．

- 情報提供文書の患者氏名の確認
- 情報提供文書中の医薬品と処方薬の確認

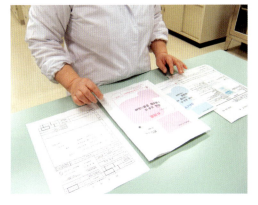

⑤ 薬剤交付準備

● 監査済み薬剤を薬袋に戻し，監査済み薬袋数を再確認し，薬剤情報提供文書を添えてひとまとめにして薬剤交付に備える．

- 監査済み薬剤を正しく薬袋に戻す
- 薬袋数の確認
- 薬袋と薬剤情報提供文書をひとまとめにする
- 交付しやすいように処方番号順に整理する

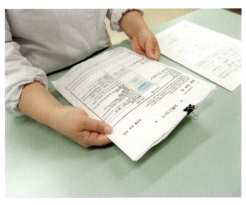

① 処方の確認

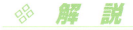 解説

1．処方箋様式の確認

● 患者情報，保険情報など基本的な処方箋記載事項を確認する．

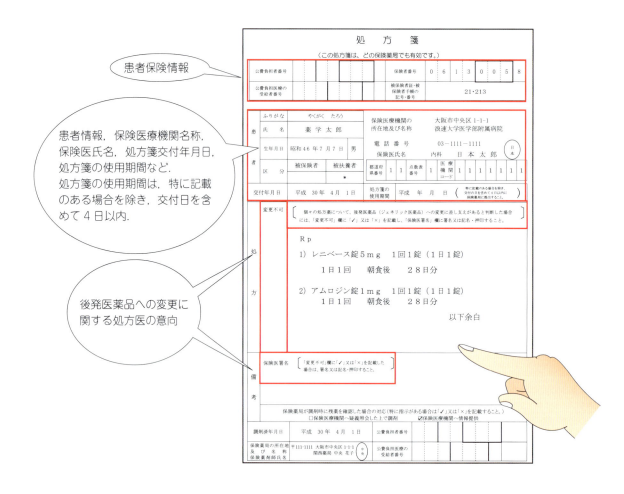

2．疑義照会内容の吟味

● 処方監査や調剤時に疑義照会をしている場合は，疑義と照会結果が適切であるかを再確認する．

3．処方内容の確認

患者氏名，年齢，性別，診療科などを確認し，処方内容が適切であるかを再確認する．

- 患者の年齢，性別，受診科にあった処方内容であるかに注意する．
- 処方薬の剤形，規格，用法・用量，投与日数に注意する．
- 休薬期間に注意する．
- 重複投与，相互作用に注意する．

Point 特定の疾病や妊婦等に禁忌の医薬品に注意する．

Point 定期的な検査のために投与日数が規定されている医薬品に注意する．

Point 投与量に注意が必要な医薬品に注意する．

Point 休薬期間が設けられている医薬品や服薬期間の管理が必要な医薬品に注意する．

Point 併用禁忌がある医薬品，多くの医薬品と相互作用のある医薬品に注意する．

休薬期間が設けられている医薬品や服薬期間の管理が必要な薬剤	メトトレキサート（リウマトレックス），ティーエスワン，ゼローダ，ホリナート・テガフール・ウラシル療法薬（ユーゼル・ユーエフティ）等
併用禁忌がある医薬品や多くの医薬品と相互作用のある医薬品	イトラコナゾール（イトリゾール），ワルファリンカリウム（ワーファリン）等
特定の疾病や妊婦等に禁忌である医薬品	リバビリン（レベトール），エトレチナート（チガソン）等
定期的な検査が必要な医薬品	チクロピジン（パナルジン），チアマゾール（メルカゾール），ベンズブロマロン（ユリノーム），ピオグリタゾン（アクトス），アトルバスタチン（リピトール）等

通常製剤	徐放性製剤・口腔内崩壊錠	一般名
アダラート	アダラートL	ニフェジピン
	アダラートCR	
デパケン	デパケンR	バルプロ酸ナトリウム
ニトロール	ニトロールR	酢酸イソソルビド
リスモダン	リスモダンR	ジソピラミド
ベイスン	ベイスンOD	ボグリボース
アリセプト	アリセプトD	ドネペジル塩酸塩
タケプロン	タケプロンOD	ランソプラゾール

コメント
類似の名称の医薬品に注意する．
徐放性製剤や口腔内崩壊錠に注意する．
複数規格薬剤に注意する．

投与量等に注意が必要な医薬品

抗てんかん薬	フェノバルビタール（フェノバール），フェニトイン（アレビアチン），カルバマゼピン（テグレトール），バルプロ酸ナトリウム（デパケン）等
向精神薬	ハロペリドール（セレネース），レボメプロマジン（ヒルナミン），エチゾラム（デパス）等
ジギタリス製剤	ジギトキシン，ジゴキシン（ジゴシン）等
糖尿病治療薬	グリメピリド（アマリール），メトホルミン（メトグルコ，グリコラン）等
テオフィリン製剤	テオフィリン（テオドール，テオロング），アミノフィリン（ネオフィリン）等
抗がん剤	タキソテール（ドセタキセル），タキソール（パクリタキセル），シクロホスファミド（エンドキサン），メルファラン（アルケラン）等
免疫抑制剤	シクロホスファミド（エンドキサンP），シクロスポリン（ネオーラル，サンディミュン），タクロリムス（プログラフ）等

② 薬袋記載内容の確認

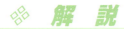

1. 薬袋数の確認

① 処方どおりの薬袋数が揃っているかを確認する

◆ 同一用法の場合，1つの薬袋にまとめられることがあるので注意する

Point
過誤を防止するため，処方箋と薬袋の患者氏名を照合し，処方順に薬袋を揃える．

2. 薬袋（ラベル）の記載事項の確認

① 薬袋番号を確認する
② 患者氏名を確認する
③ 薬品名（商品名・剤形・規格）を確認する
　　薬袋・薬札はすべて処方箋と照らし合わせる
④ 用法を確認する
⑤ 用量を確認する
⑥ 投与日数（頓服では回数）を確認する
⑦ 調剤年月日，薬剤師名，薬局または病院・診療所の名称所在地，連絡先

コメント
薬袋やラベルの様式は薬局または病院・診療所ごとに異なるので注意が必要．

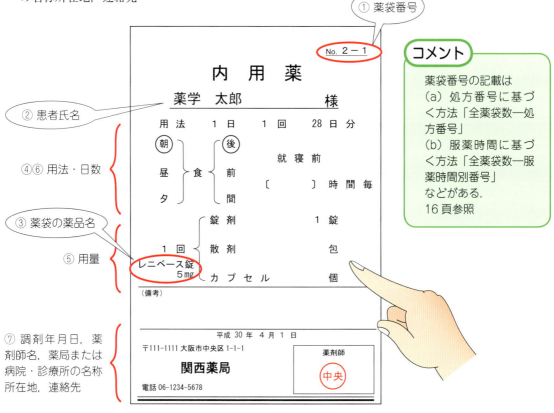

コメント
薬袋番号の記載は
(a) 処方番号に基づく方法「全薬袋数―処方番号」
(b) 服薬時間に基づく方法「全薬袋数―服薬時間別番号」
などがある．
16頁参照

Point
指さし，声だしで行う

3．冷所保存など特別な注意や指示の確認

●冷所・遮光・防湿保存など保存に関する注意，ステロイドの漸減療法，舌下投与など用法に関する特別な指示が薬袋に記載されているかを確認する

薬袋表記例 （説明文書の添付）	医薬品例
冷所保存	ボルタレン坐剤
	キサラタン点眼液
溶解後冷所保存	ベストロン耳鼻科用
服用方法	ベイスン
	ベネット
	ダイドロネル
	ニトログリセリン
	ペンタサ
尿の着色	キネダック
コンタクトレンズの着色	サラゾピリン
	リファジン

コメント

処方箋に基づいて薬袋に必要事項を記載することは，薬剤師法第25条，薬剤師法施行規則第14条により定められている．

補 足

　薬剤師法第25条および薬剤師法施行規則第14条により調剤された薬剤の容器または被包に記載しなければならない事項は，患者の氏名，用法および用量のほか，次のとおりである．
1　調剤年月日
2　調剤した薬剤師の氏名
3　調剤した薬局又は病院若しくは診療所若しくは飼育動物診療施設の名称及び所在地

③ 調剤薬の確認

  解　説

1．計数調剤

- 薬品名，剤形，規格を確認する．
  - 類似薬品名，外観類似薬に注意する．
  - 複数剤形薬，複数規格薬，持続錠，OD錠がある場合は注意する．
  - 後発医薬品に変更した場合は，変更不可欄，成分，規格剤形，適応症に注意する．

補足

類似の剤形とは，次の分類の範囲内．
・錠剤（普通錠），錠剤（口腔内崩壊錠），カプセル剤，丸剤
・散剤，顆粒剤，細粒剤，末剤，ドライシロップ剤（内服用固形剤として調剤する場合）
・液剤，シロップ剤，ドライシロップ剤（内服用液剤として調剤する場合）

Point
薬袋の入れ誤りがないか必ず確認する．

Point
先に処方箋を読み調剤薬を特定する．調剤薬を先に見ると先入観により，調剤過誤を発見できない場合がある．

Point
過誤を防止するため，できる限り処方順に監査する．

Point
処方医に事前に確認することなく，後発医薬品に変更している場合は，以下について確認．
・変更不可欄（記載なし）
・成分（先発医薬品と同じ）
・規格（先発医薬品と同額以下）
・剤形（先発医薬品と同じもしくは類似）
・適応症（先発医薬品と同じ）

外観類似医薬品の例

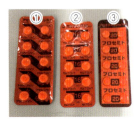

① アゼルニジピン錠16 mg「トーワ」（後発品）② カルブロック錠16 mg（先発品，一般名はアゼルニジピン）③ フロセミド20 mg「NP」（後発品）

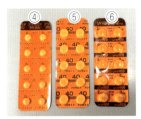

④ アソセミド錠30 mg「JG」（後発品）⑤ フロセミド錠40 mg「NP」（後発品）⑥ リバロOD錠2 mg（先発品，一般名はピタバスタチンカルシウム）

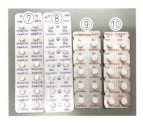

⑦ ミカルディス錠20 mg（先発品，一般名はテルミサルタン）⑧ テルミサルタン錠20 mg「DSEP」（後発品）⑨ カンデサルタン錠4 mg「あすか」（後発品）⑩ プロプレス錠4（先発品，一般名はカンデサルタンシレキセチル）

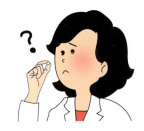

- 調剤薬の数量を確認する．
  - 1シート，1束の包装数の違いに注意する．
  - 1シートの包装数には10錠，14錠，21錠などがあるので全量数をよく確認する．
  ＜全63錠の場合＞
  - 10錠包装シート6枚＋端数3錠
  - 21錠包装シート3枚
  なお，端数に外観類似薬が混じっていないかを確認する．

Point
包装数の違いに注意!!

第8章 調剤監査　**87**

- 調剤薬本体・包装材料の破損, 汚れを確認する.
  - 錠剤・カプセル剤本体および包装材料の破損, 汚れを確認する.
  - 1回量包装されている場合は錠剤（特に素錠）の破損に注意する.

Point
特に, シート表裏の破損に注意する.

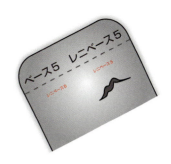

2. 計量調剤

① 散剤

- 調剤薬の全量を確認する（誤差範囲として2%または5%を用いることが多い）.
  風袋込み重量から風袋の重量を差し引き, 調剤薬の全量を確認する.
- 調剤薬の分包数を確認する.
- 分包の均一性を確認する.
  目視により分包の均一性を確認する.
- 異物混入の有無を確認する.
  目視によりゴミや異物混入をチェックする. 空包にも注意する.
- 1日分の分量を確認する.
  風袋込み重量から風袋の重量を差し引き, 調剤薬の1日分の分量を確認する.
- 包装の破損や汚れを確認する.

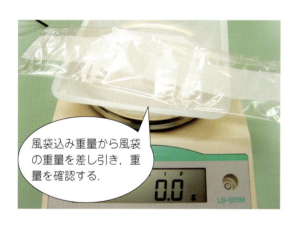

風袋込み重量から風袋の重量を差し引き, 重量を確認する.

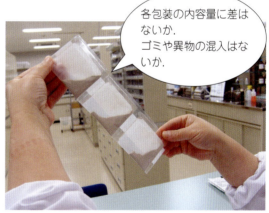

各包装の内容量に差はないか.
ゴミや異物の混入はないか.

補足

- 希釈散（倍散）の計算に注意する.
- 小児患者の処方量に注意する.
- 賦形剤の必要性を確認し, 賦形剤の選択（乳糖またはデンプン）および量について確認する.
- 配合不可の医薬品は別包としているかを確認する.
- 粒子形・色調などから調剤薬を確認する.
- 監査システムを応用している場合は記録紙と照合する.

% 表示	倍散表示	原末：賦形剤	原末濃度
100%	原末	原末(1)：賦形剤(0)	1 g 中 1,000 mg
50%	2 倍散	原末(1)：賦形剤(1)	1 g 中 500 mg
20%	5 倍散	原末(1)：賦形剤(4)	1 g 中 200 mg
10%	10 倍散	原末(1)：賦形剤(9)	1 g 中 100 mg
1%	100 倍散	原末(1)：賦形剤(99)	1 g 中 10 mg

配合不可薬品の例

薬品名	配合不可薬品名
アスピリン	炭酸水素ナトリウム　つくしA・M散
アスコルビン酸	酸化マグネシウム　コランチル　炭酸水素ナトリウム　つくしA・M散
アプレゾリン散	アルダクトンA細粒　酸化マグネシウム　コランチル　炭酸水素ナトリウム　タチオン散　つくしA・M散　デパス細粒
シナール顆粒	酸化マグネシウム　コランチル　炭酸水素ナトリウム　つくしA・M散
パンビタン	酸化マグネシウム　炭酸水素ナトリウム　つくしA・M散

②　水剤

- 調剤薬の全量を確認する．
- 計量カップの1回服用量の表示を確認する．
- または，投薬瓶の1回服用量目盛の表示を確認する．
- 異物混入の有無を確認する．
- 目視によりゴミや異物混入をチェックする．
- 投薬瓶の破損や汚れを確認する．

補足
- ・配合不可の医薬品は別にしているかを確認する．
- ・計量にスポイトを用いることがある．

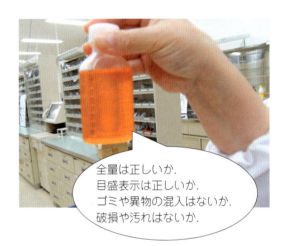

全量は正しいか．
目盛表示は正しいか．
ゴミや異物の混入はないか．
破損や汚れはないか．

③　軟膏剤

- 調剤薬の全量を確認する．
- 均一に混合されているか確認する．
- 空気が入っていないか確認する．
- 軟膏の表面がきれいに整えられているか確認する．
- 異物混入の有無を確認する．
- 目視によりゴミや異物混入をチェックする．
- 軟膏つぼの破損や汚れを確認する．
　充塡済み軟膏容器のベタつきに注意する．

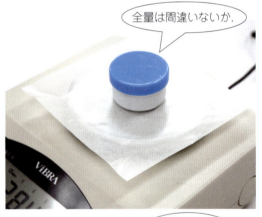

全量は間違いないか．

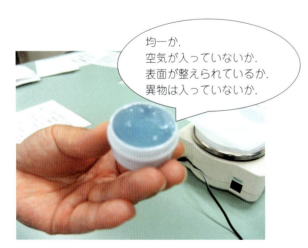

均一か．
空気が入っていないか．
表面が整えられているか．
異物は入っていないか．

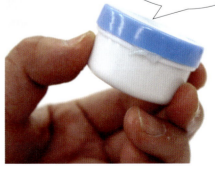

容器の表面がベタついていたり，フタの周りに軟膏がついていないか．

④ 薬剤情報提供文書の確認

手 順

調剤薬の適切な使用説明文書が添付されているかを確認
調剤薬の薬剤情報提供文書の内容確認
情報提供文書の患者氏名の確認

解 説

● 薬剤情報提供文書には全調剤薬に対する情報文書と特定の薬剤に対する使用説明書がある．

◆ 情報提供文書の患者氏名の確認
◆ 処方薬が情報提供文書中に反映されているかを確認
◆ 包装変更時に製剤写真が新しくなっているか確認

補 足

・処方箋オーダリングシステムが導入されている病院等では，「お薬の説明書」が自動印刷されることが多い．その場合，疑義照会で処方内容が変更になった際には，「お薬の説明書」へもその変更が反映されているかを確認することが必要となる．また，製剤の色調・形状・包装などの変更が発生した場合の対応にも気を付けることが重要である．

◆ 坐剤，点眼剤，吸入剤，点鼻剤，経皮吸収製剤，吸入用散剤，舌下錠などで個別の使用説明書がある場合には，それを添付することがある．

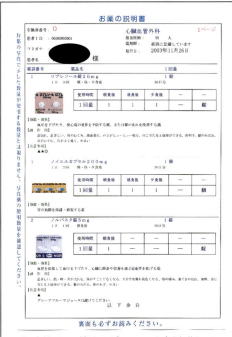

処方箋オーダリングシステムと連動して自動印刷される「お薬の説明書」例

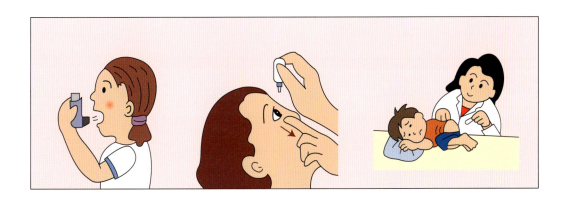

⑤ 薬剤交付準備

◇ 解 説

> **コメント**
> 過誤防止のため，同時に複数の薬袋から薬剤を出さないように注意すること．

1. 監査済み薬剤を正しく薬袋に戻す

◆ 複数の薬剤が1つの薬袋に入る場合は，輪ゴムで束ねるか，内袋やビニール袋に入れ，患者が間違わないように工夫する．

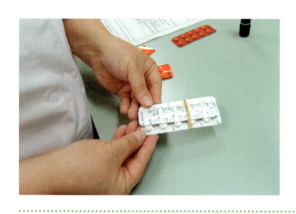
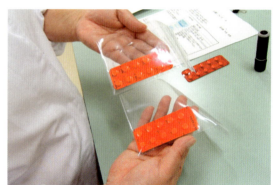

2. 薬袋数の確認

◆ 薬袋数が処方箋どおり揃っているか再確認する．

3. 薬袋と薬剤情報提供文書をひとまとめにする

◆ 監査済み薬袋と薬剤情報提供用紙を輪ゴムやクリップなどでひとまとめにして，渡し忘れのないように注意する．
◆ 交付しやすいように処方番号順に整理する．

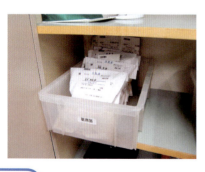
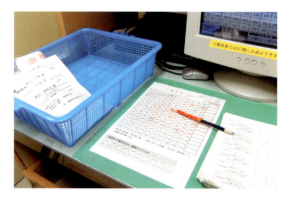

> **補 足**
> ・冷所保存薬が含まれる場合は，「冷所あり」などの札を用意して，薬剤交付まで別棚や冷蔵庫にそれらの監査済み薬剤を置いておく場合がある．
> ・内服ステロイド薬の漸減療法の場合，薬袋は服用順に患者にわかりやすく束ねるようにする．
> ・視力障害を有する患者用に点字薬袋を準備することもある．

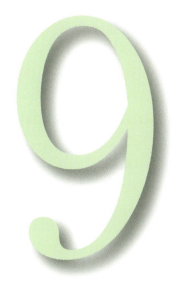

【持参薬監査】

① 患者情報の把握および入院前の処方内容の確認
② 持参薬の確認とお薬手帳等との照合，服薬状況の把握
③ 持参薬確認表（持参薬鑑別書等）の作成
④ 持参薬に関する入院中の服薬計画の提案

9. 持参薬監査

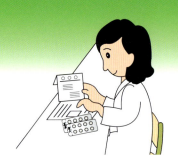

　チーム医療で薬剤師が担う重要な業務の1つに持参薬の薬学的管理がある．経済的な理由から持参薬の利用も多く，持参薬の誤用によると思われる医療事故も報告されている．薬剤師が持参薬を鑑別し，患者情報と照らし合わせ，入院前処方の妥当性を検証し，医師に入院中の服薬計画を提案することにより，有害事象の回避などの医薬品の適正使用の推進に貢献できる．

持参薬監査の流れ

患者情報の把握および入院前の処方内容の確認		持参薬の確認とお薬手帳等との照合，服薬状況の把握		持参薬確認表（持参薬鑑別書等）の作成		持参薬に関する入院中の服薬計画の提案

- ☐ 患者情報を確実に把握する．
- ☐ 持参薬の処方情報と実薬を照合する．
- ☐ 患者情報と持参薬の妥当性を検証する．
- ☐ 持参薬確認表を作成する．
- ☐ 入院計画に沿った服薬計画を提案する．

事前学習 OSCEレベル	お薬手帳などの情報から，薬袋，持参薬や残数の確認，持参薬確認表への記入ができる．
実務実習 レベル	患者情報を把握し，入院前処方の妥当性を検証する．中止薬，代替薬など投与計画が提案できる．

① 患者情報の把握および入院前の処方内容の確認

● 患者情報（患者背景）を把握し，他施設からの情報（お薬手帳，薬剤情報提供用紙，診療情報提供書等）を基に，入院前の処方内容を確認する．

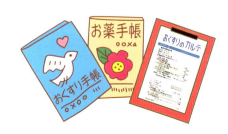

　◆ 患者が罹患している疾患を確認し，処方内容の妥当性を確認する．
　◆ 今回の入院目的を確認し，処方薬の一時中断等の必要性を検討する．

② 持参薬の確認とお薬手帳等との照合，服薬状況の把握

● 患者が持参した持参薬の内容を確認するとともに，お薬手帳等との照合および患者から服用状況の聴取を行う．

◆ 持参薬の内容を確認する．
◆ 患者の服用状況を1薬剤ごとに確認する．
◆ 患者の申し出とお薬手帳等に記載されている処方内容や薬袋に明記されている用法用量と照合し，相違の有無を確認する．
◆ 副作用歴やアレルギー歴，健康食品や嗜好品の使用有無を患者に確認する．
◆ 他の処方薬（外用剤や注射剤等）や使用薬（一般用医薬品等）の有無を患者に確認する．

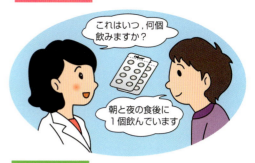

対患者確認

③ 持参薬確認表（持参薬鑑別書等）の作成

● 持参薬確認表（持参薬鑑別報告書，持参薬鑑別シート等）を作成する．

◆ 持参薬に関する情報を記載する．
（薬名，用法用量，残量，薬剤基本情報，院内採用情報等）
◆ 患者のコンプライアンスに関する評価を記載する．

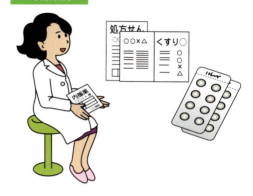

対物確認

④ 持参薬に関する入院中の服薬計画の提案

● 作成した持参薬確認表を医師（主治医）に提出し，患者の服用状況や薬剤の必要性，検査・手術の予定等を考慮した「持参薬に関する入院中の服薬計画」（中止，継続，新規追加等）を提案する．

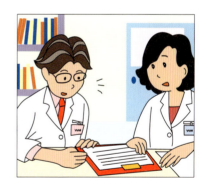

Point

緊急の場合は口頭で報告する

① 患者情報の把握および入院前の処方内容の確認

手 順

① 患者情報（患者背景）を把握し，他施設からの情報（お薬手帳，薬剤情報提供用紙，診療情報提供書等）を基に，入院前の処方内容を確認する．
② 入院目的を確認し，処方薬の一時中断等の必要性を検討する．

解 説

1. 患者情報（患者背景）を把握し，他施設からの情報（お薬手帳，薬剤情報提供用紙，診療情報提供書等）を基に，入院前の処方内容を確認する

◆ 患者が罹患している疾患を確認し，処方内容の妥当性を確認する．
病名との矛盾齟齬の有無，用法用量の妥当性，疾患禁忌薬や併用禁忌薬，重複投薬の有無など（特に複数の疾患の治療目的で複数の医院から投薬を受けている患者の場合に注意を要する）

2. 入院目的を確認し，処方薬の一時中断等の必要性を検討する

◆ 検査での休薬（ヨード造影剤を用いる検査でのビグアナイド系薬剤の一時中断）や手術での休薬（抗血小板薬や抗凝固薬の一時中断）等の必要性の有無を確認する．

コメント

休薬すべき薬剤の例

1. ヨード造影剤を用いて検査を行う患者においては，本剤の併用により乳酸アシドーシスを起こすことがあるので，検査前は本剤の投与を一時的に中止すること（ただし，緊急に検査を行う必要がある場合を除く）．ヨード造影剤投与後 48 時間は本剤の投与を再開しないこと．なお，投与再開時には，患者の状態に注意すること．
（ビグアナイド系経口血糖降下剤　メトグルコ®錠 250 mg 添付文書）

2. 手術の場合には，出血を増強するおそれがあるので，10〜14 日前に投与を中止すること．ただし，血小板機能の抑制作用が求められる場合を除く．
（抗血小板剤　パナルジン®錠 100 mg 添付文書）

3. 手術や侵襲的手技を実施する患者では，出血の危険性が増大するため危険性に応じて本剤の投与を一時中止すること．可能であれば，手術や侵襲的手技の 24 時間前までに投与中止すること．完全な止血機能を要する大手術を実施する場合や出血の危険性が高い患者を対象とする場合には，手術の 2 日以上前までの投与中止を考慮し，従来の抗凝固療法と同様に代替療法（ヘパリン等）の使用を考慮すること．また，手術後は止血を確認した後に，本剤の投与を再開すること．
（直接トロンビン阻害剤　プラザキサ®カプセル 75 mg 添付文書）

補 足

休薬を考慮する薬剤はあらかじめ病院内で相談して，医薬品名と休薬期間を決めて，リストに挙げておく．

② 持参薬の確認とお薬手帳等との照合，服薬状況の把握

手　順

① 持参薬の内容を確認する．
② 患者の服用状況を1薬剤ごとに確認する．
③ 副作用歴やアレルギー歴，健康食品や嗜好品の使用有無を患者に確認する．
④ 他の処方薬（外用剤や注射剤等）や使用薬（一般用医薬品等）の有無を患者に確認する．

解　説

1．持参薬の内容を確認する

　患者が持参した持参薬の内容を確認するとともに，お薬手帳等との照合および患者からの服用状況の聴取を行う．
　◆薬袋の患者氏名を確認する（薬袋がない場合には省略）．
　◆薬袋の番号（処方番号）を確認する（薬袋がない場合には省略）．
　◆薬袋の用法・用量（1日の服用回数，服用時期，1回服用量等）を確認する．
　　（薬袋がない場合には，1薬剤ごとの服用法を患者に説明してもらう）
　◆持参薬の薬名（商品名・剤形・規格）を鑑別する．
　　（ヒート調剤の場合にはヒートシールに記載されている薬名や識別記号を基に，一包化調剤の場合には錠剤等に刻印されている識別記号を基に薬名を特定する．薬名の特定には，鑑別辞典や鑑別ソフト等を用いる）
　　（商品名と成分名が異なる場合には，成分名も調べる）
　◆持参薬の残数（残量）を確認する．
　◆持参薬の破損の有無（使用可否）を確認する．

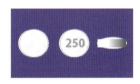

2．患者の服用状況を1薬剤ごとに確認する

　患者の申し出とお薬手帳等に記載されている処方内容や薬袋に明記されている用法用量とを照合し，相違の有無を確認する．
- 頓用・頓服等の特殊な用法の薬剤は，実際の使用状況（使用頻度や使用量等）を把握する（処方箋に記載されている医師の指示にない詳細な使用状況の把握につながる）．
- 入院に際して休薬が必要な薬剤への患者の理解・対応状況を確認する．
- 持参した薬剤が中止前の処方内容である場合や，患者が自己判断で勝手に中断している場合もあり得ることを念頭において照合作業を行う．
- 患者とのやりとりや残量等から患者のコンプライアンスの評価を行う．

3．副作用歴やアレルギー歴，健康食品や嗜好品の使用有無を患者に確認する

- 丁寧でわかりやすい言葉使いを心がけ，専門用語は使わない．
「お薬で具合が悪くなったことはございますか？」「花粉症や体に合わない食べ物などはございますか？」など．
- 健康食品や嗜好品の使用がある場合には，使用量や使用頻度も確認する．

4．他の処方薬（外用剤や注射剤等）や使用薬（一般用医薬品等）の有無を患者に確認する

- 「現在，他に使われているお薬はございますか？」など．
- ある場合には，薬名の他に使用量や使用頻度も確認する．

> **補足**
>
> 　可能な限り持参薬の特定を行うが，持参薬の情報がない場合や，散薬，水薬，軟膏の混合剤は識別が困難である旨を医師や看護師に報告しておく．

③ 持参薬確認表（持参薬鑑別書等）の作成

手 順

① 持参薬に関する情報を記載する．
② 患者のコンプライアンスに関する評価を記載する．

解 説

1．持参薬に関する情報を記載する

- 持参薬確認表に持参薬に関する情報を記載する．

  - 薬名（商品名・剤形・規格）を記載し，院内採用の有無を併せて記載する（剤形や規格が異なる場合には無と記載する）．なお，院内採用がない場合には代替薬に関する情報を追記する．
  - 用法・用量（1日の服用回数，服用時期，1回服用量）を記載する．お薬手帳や薬袋に記載された処方内容と実際の服用状況が異なる場合には，その旨も詳細に追記する．また，頓用・頓服薬については実際の服用状況（使用頻度や使用量等）も必ず記載する．
  - 残数（残量）を記載する．
  - 破損の有無（使用可否）を記載する．
  - 調剤形態（ヒートシール，一包化）を記載する．
  - 検査や手術に影響を与える薬剤に関する情報を提供する（中止薬として記載）．
  - 相互作用（薬剤，疾患，健康食品等）の有無に関する情報を提供する．
  - 重複投与薬の有無に関する情報を提供する．

2．患者のコンプライアンスに関する評価を記載する

- 入院中の自己管理の可否に関する薬剤師の判断状況を報告する．
  〔完全自己管理可能，1日配薬であれば自己管理可能，自己管理には一包化が必要，自己管理不可能（都度配薬が必要）等〕

補 足

持参薬を代替薬に変更するときの注意事項
・薬効や成分だけでなく，患者背景（原疾患，肝・腎機能など）も把握し，薬物の体内動態にも注意する．
・先発医薬品（もしくは後発医薬品）に相当するのか確認する．
・規格や剤形，適応症の違いに注意する．
・休薬中の薬の取り扱いに注意する．

持参薬確認表

患者氏名：		患者ID：		性別：		年齢：					
診療科：		病棟：		入院日：							

No,	持参薬名	成分名	用量（1回量）	用法	日数	持参数	再利用可否	当院採用の有無	代替薬	継続・中止	備考
1							可・否	有・無			
2							可・否	有・無			
3							可・否	有・無			
4							可・否	有・無			
5							可・否	有・無			

持参薬の確認情報源：
服薬状況：

年月日：
薬剤師名：

④ 持参薬に関する入院中の服薬計画の提案

　作成した持参薬確認表を医師（主治医）に提出し，患者の服用状況や薬剤の必要性，検査・手術の予定等を考慮した「持参薬に関する入院中の服薬計画」（中止，継続，新規追加等）を提案する．

コメント

　患者に最適なケアを提供することを念頭に置き，必要な情報を的確に提供する．
　単に情報を伝達するのではなく，医師が必要とする情報を過不足なく役立つ形で提供することが求められる．そのためには，医療チームを構成する医療従事者の職能を理解しておく必要がある．

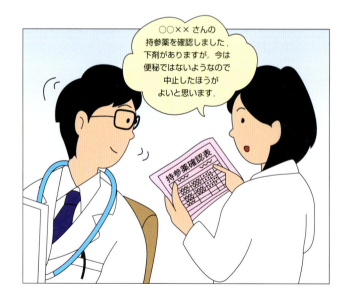

10

【無菌操作（無菌調製の準備, 手洗い）】

① 注射剤, 物品の準備
② 帽子, マスクの装着
③ 手洗い
④ ガウンの装着
⑤ 手袋の装着
⑥ 調製前準備, 清拭

10. 無菌操作（無菌調製の準備, 手洗い）

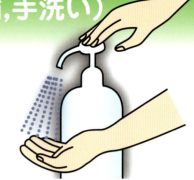

　無菌操作とは，滅菌した物品を細菌などの外部からの雑菌汚染を防ぎながら取り扱う清潔操作のことである．一般的に注射剤の混合をはじめ，点眼薬などの病院等の施設内で無菌的に製剤される医薬品の調製等のことをいう．また，抗悪性腫瘍薬のような毒性の強い薬剤では，調製者自らの被ばくを防止する必要がある．

手洗いの流れ

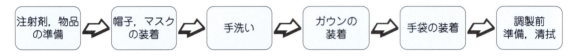

- □　無菌調製の準備，手洗いは6つのステップで行う．
- □　準備を行う前に身だしなみを整え，汚染原因となる時計，指輪などの装飾品をはずしておく必要がある．
- □　無菌調製ブース外での作業，ブース内での作業の手順をそれぞれ区別して理解する．
- □　監査は調剤した薬剤師と別の薬剤師が行うことが原則であるが，1人の場合は自己監査を行う．

事前学習 OSCEレベル	事前学習，OSCEレベルでは，帽子，マスクの装着，手洗い等の基本的な手順を身につけておく．
実務実習 レベル	注射剤，物品の準備は同日に行われるとは限らず，無菌調製の前日に行われることがあり，施設の状況に応じて各ステップの手順が異なる．

① 注射剤，物品の準備

● 調製する注射剤，必要な物品を準備する．

- ◆ 薬品名（商品名，一般名）の確認
- ◆ 規格の確認
- ◆ 物品の確認

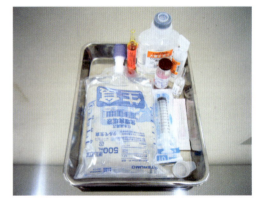

② 帽子，マスクの装着

● 帽子の装着は可能な限り髪を中に入れ，はみ出さないようにする．
● マスクは上下裏表に注意して装着する．

- ◆ 身だしなみを整え，汚染原因となる時計，指輪などの装飾品をあらかじめはずしておく．
- ◆ 帽子装着時，髪の状態を確認する．
- ◆ マスク装着前，上下裏表を確認して装着する．

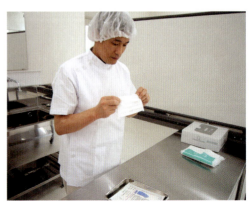

③ 手洗い

- 手全体を流水で十分濡らす.
- 手の部位7か所を洗う.
- 手洗い後の閉栓作業等は汚染箇所に触れないよう注意する.

- 水栓を開く.
- 消毒用液体石鹸を使用する.
- 手洗い個所の確認.
- 流水で石鹸を洗い流す.
- 汚染部位に手が触れないように水栓を閉める.
- ペーパータオルを使用して拭き取る.

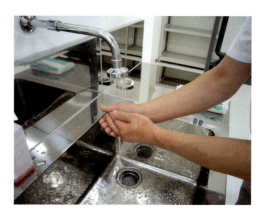

④ ガウンの装着

- 作業面のガウンの外側に触れないように装着する.

- 手洗い前にガウン外側に触れないように包装を開封する.
- ガウン外側を確認して内側に手を通して装着する.

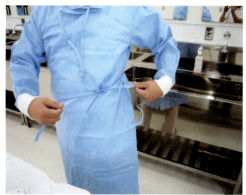

⑤ 手袋の装着

- 作業面の手袋の外側に触れないように装着する.

- 手袋の外側に触れないように包装を開封する.
- 手袋の外側を確認して,内側に手を入れ,片側ずつ装着する.
- たるんでいる手袋を整える.

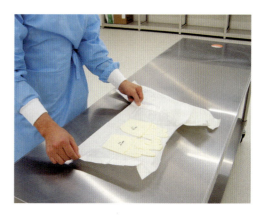

⑥ 調製前準備,清拭

- 無菌調製前にクリーンベンチを清拭する.
- 体や頭をクリーンベンチに入れないように作業を行う.
- 清拭は一方向に行う.

- クリーンベンチのファンを止める.
- 水拭きをして汚れをとる.
- 消毒用アルコールを含ませたディスポタオルやティッシュで一方向に清拭する.

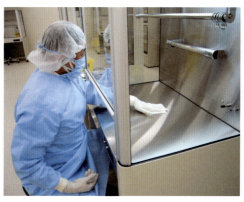

① 注射剤，物品の準備

解説

1．注射剤
① 注射処方箋に記載された薬品名と注射剤を確認する（注射剤取り揃えの項参照）．
② 薬品名と規格を確認し，類似名称に注意が必要．

> **コメント**
> ・無菌調製の作業に入ってからの注射剤，物品の取り換えや補充は非常に大変であるため十分に確認して準備する．
> ・無菌室へ搬入する場合は，パスボックスを通して行うことが一般的である．

2．物品
① 注射処方箋を確認し，注射剤の混合に必要な物品を準備する．
② 施設や混合調製する注射剤によって必要な物品は異なる．

物品

① シリンジ，針

＜シリンジ＞
・ディスポシリンジが一般的である（1～50 mLの規格が使用される）．
・吸引する薬液量の約2割増の規格のシリンジを準備する．

＜注射針＞
・規格はゲージ（G）で表され，数字が大きいほど針が細く，小さいほど針が太くなる．
・注射剤の無菌混合調製には，18 Gから22 Gが使用されることが一般的である．
・アンプルカット時に発生するガラス片の混入を防ぐため，フィルター付注射針を使用することもある．

図：刃先　カヌラ　ハブ（針基）　バレル（外筒）　ガスケットゴム　プランジャー（吸子）

> **補足**
> 注射針付きシリンジのディスポーザブル製品も販売されている．
> 抗悪性腫瘍薬の調製や精密シリンジポンプの接続等の場合，注射針あるいはライン接続がはずれないようにルアーロック式注射器（接続部がネジ式）を使用する．

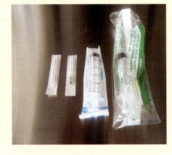
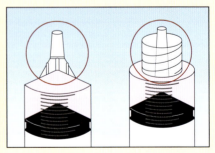

> **Point**
> シリンジを取り扱う際は，刃先，カヌラ，ハブ部分とバレルに接するプランジャーの部位は触れないように作業する必要がある．

第10章 無菌操作

② アルコール綿（エタコット，ワンショットプラス等）

- 感染対策としてアルコール綿を使用する．
- エタノール，イソプロパノールが使用される．
- 自家製の作り置きはアルコールの揮発や汚染による感染に注意する．
- 密閉容器を利用した既成品が発売されている．

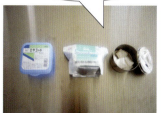

アルコールが揮発しやすく，汚染しやすい．

③ 針専用廃棄箱

- リキャップによる針刺し事故や回収業者の危険を回避する．

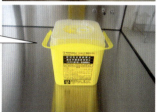

シリンジから注射針をはずすのに利用される．

④ 連結管，輸液用バッグ

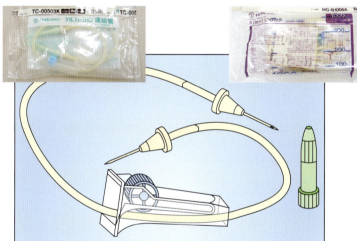

容量の大きい高カロリー輸液等の混合や投与量の調整のために多量の薬剤を一部廃棄する必要のある場合，連結管を使用し，勾配を利用して混合や廃棄を行う．

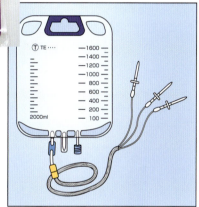

全体容量が大きく，糖類等の既存の輸液バッグに入らない場合は，高カロリー用輸液バッグを使用する．

⑤ 無菌シールあるいはキャップ，容器バット，ピンセット，廃棄用袋等

いずれの備品も滅菌済み処理が施される必要がある．
無菌シールあるいはキャップ：混合調製後の輸液ゴム栓の保護に使用する．
容器バット：混合後監査のために，調製後に生じる空バイアルやアンプル等を入れておく．
必要に応じ，ピンセット，廃棄用袋等を用意する．

⑥ パスボックス

無菌室に薬剤や物品を搬入する際，無菌室に細菌などが入ることを予防するためパスボックスを利用する．
紫外線照射あるいは消毒液を噴霧する装置を有するパスボックスもある．

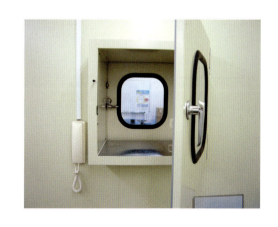

コアリング

ゲージが大きくなるほど注射針は細くなるため，コアリング（注射針をゴム栓に穿刺するときに針の刃先部やヒール部によりゴム栓が削り取られる現象）の発生頻度は低下するが，注射液を吸引する際に，圧力が大きくなり力が必要となる．

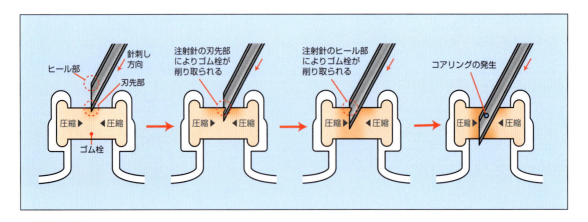

> **コメント**
>
> ◎コアリングを起こさない手技
> a 注射針をゴム栓の真ん中に垂直に刺す（斜めに刺さない）．
> b シリンジを回転させないで刺す．
> c 何回も同じ場所に繰り返し刺さない．
> バイアルゴムによってはやわらかい材質である場合，コアリングを起こしやすいため，それを予防する方法として注射針の刃先の外側にしなる程度の力を入れて行う穿刺の方法もある．

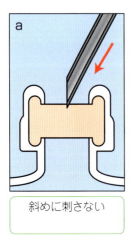

斜めに刺さない

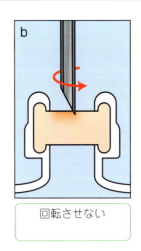

回転させない

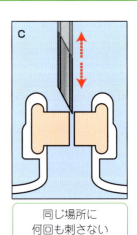

同じ場所に
何回も刺さない

② 帽子，マスクの装着

要点

1. 帽子の装着
① 頭髪を覆い装着する．

2. マスクの装着
② 口を覆い装着する．

> **コメント**
> 無菌調製を行う際，作業者自身が無塵であることは不可能であるため，頭髪に付着あるいは口からの息などの塵や雑菌を防ぐため，帽子，マスクで覆う必要がある．

解説

> **Point**
> 装着を行う前に身だしなみを整え，汚染原因となる時計，指輪などの装飾品をはずしておく．

1. 帽子

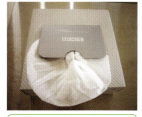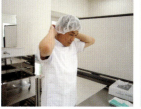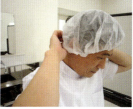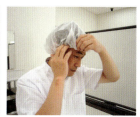

頭髪を覆う帽子はディスポーザブルの帽子が一般的である．

① ディスポーザブルの帽子を取り出す．

② 頭に装着する．

③ 後ろや横の頭髪が帽子からはみ出ていれば，可能な限り中に入れる．

2. マスク

マスクは花粉，細菌，ウイルス対策のものや粉塵防護など様々なタイプが存在するが，ディスポーザブルサージカルマスク（ひもタイプ，ゴムひもタイプ）やディスポーザブル不織布マスクが繁用される．

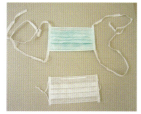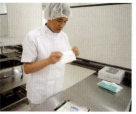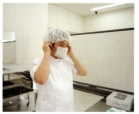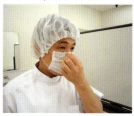

ノーズフィッターのある方が上になる．耳ひも，ゴムの付いている側を口にあてる．

① マスクを取り，上下裏表を確認する．

② 口に装着し，プリーツが付いていれば広げる．

③ ノーズフィッターで鼻に固定させる．

> **補足**
> ひもタイプの場合，上ひもは耳の上，下ひもは耳の下を通して両方とも頭部で結ぶ．
> 伸縮性マスクの場合，裏表がなく，ゴムひも同様に耳にかけるだけで固定される．

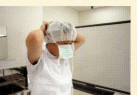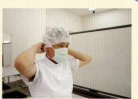

③ 手洗い

要点

手洗い
① 十分に流水で濡らす．
② 消毒剤入り液体石鹸を手全体になじませる．
③ 手の部位7か所を洗う．
④ 水栓を閉じる作業に注意する．

> **コメント**
> 手洗いの7つの部位
> ① 手のひら　② 手の甲　③ 指の間
> ④ 指と親指の周囲　⑤ 指先　⑥ 爪
> ⑦ 手首

解説

1．手洗い石鹸
無菌操作の手洗いはクロルヘキシジンやトリクロサン等の消毒剤を含有したものを使用する．消毒剤入りの液体の手洗い石鹸も様々な種類があるが，手荒れを起こしやすい順序はクロルヘキシジン＞トリクロサン＞アルコールである．

2．水栓の形状
自動水栓（手をかざす），レバー水栓（レバーを持ち上げて開栓するのが一般的），足踏式水栓（足で開閉を操作する）などがある．

3．ペーパータオル
手洗い後の手は清潔で水濡れで脆くならないペーパータオルなどで拭く．

4．手洗い
手洗いの前に長袖白衣の場合，袖をあらかじめまくり挙げておく．

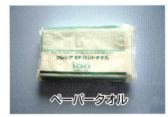
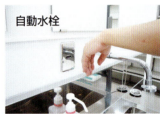
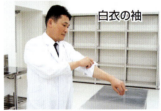
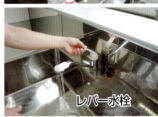

操作手順

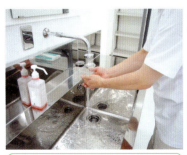

① 水栓を開けて水を出す（自動水栓の場合）．

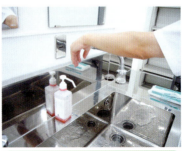

② 手全体（指，手首）を流水で濡らす．

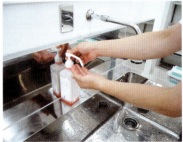

③ 手洗い用液体石鹸（消毒作用の有るもの）を手にとり，なじませる．

第 10 章　無菌操作

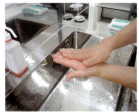 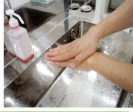 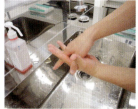 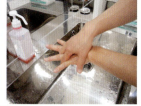

④ 手のひらを洗い，手のひらで手の甲を覆うようにして洗う．

⑤ 指の間を手のひらを合わせて洗い，手の甲からも同じように洗う．

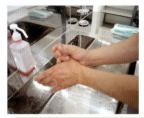 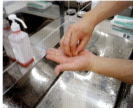 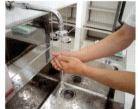

⑥ 指と親指の周囲を洗う．指先と爪をもう片方の手のひらの上で洗う．

⑦ 手首を洗う．消毒剤を流水で洗い流す．

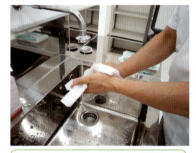

⑧ 濡れた手をペーパータオルで拭きゴミ箱に捨てる．

> **Point**
> 手洗い後は手が清潔な状態になっているため，汚染している可能性のものを触れることができない．
> したがって，手洗い後にガウンや手袋を装着するためには，ガウンと手袋の外側の包装を手洗い前に開封しておくことが必要である．

⑨ 洗った手をどこにも触れずに水栓を止める．
　自動水栓は手をかざすだけでよいが，レバー水栓はペーパータオルでレバーを持つか，肘でレバーを下ろして閉栓する．

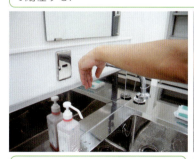 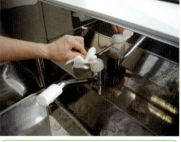 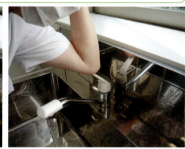

自動水栓は手をかざすだけでよい．

ペーパータオルで持ってレバーを下ろす．

肘でレバーを下ろす．

④ ガウンの装着

目的

ガウンの装着
① 無菌調製時の細菌汚染防止
② 毒性の強い薬剤からの被ばく防止

コメント
無菌調製を行うため，ディスポーザブルであり，清潔な専用の長袖ガウンで，袖口が縮まり，背開きで撥水加工が施され，毒性の強い薬剤などの飛沫を防御できる薬剤不透過性を使用することが望ましい．

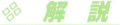

解説

ガウン
- ガウンは無菌操作時の細菌汚染を防止する目的もあるが，毒性の強い薬剤の被ばくを防止する目的で使用されることもある．
- 滅菌処理済みガウンは，外部は汚染されている可能性があるが，包装内部は清潔であり，手洗い後，包装内部は触れてもよい．

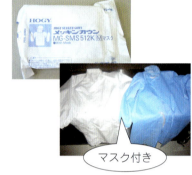
マスク付き

＜装着手順＞

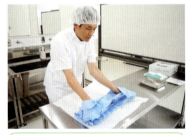
① ガウンの確認はガウン外側に触れないように行う．

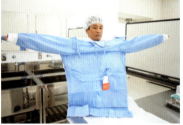
② 折りたたんであるガウンを開き，外側に触れないように内側から手を通す．

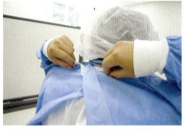
③ 肩ひもを首の後ろで結ぶ．

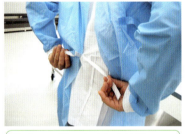
④ 後ろの腰の内ひもを結ぶ．

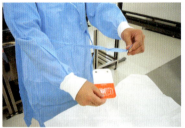
⑤ 腰の外ひもを体に一周させて結ぶ．

補足

▶ マスク付きガウンの装着
上部のひもは頭の上で結び，下部のひもは首の後ろで結んで装着する．

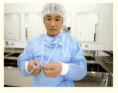
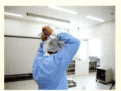
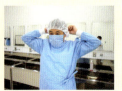

⑤ 手袋の装着

要点

手袋の装着
① 手袋の材質に注意する．
② パウダーフリーを使用する．

> **コメント**
> ガウンテクニック同様，常に手袋は無菌調製作業で使用する外側を清潔に保つため，外側に手が触れないように装着する．

解説

手袋の種類
- ラテックスアレルギーを回避するためにラテックスフリーのニトリルゴムなどの合成ゴムでできた手袋を使用する．
- 塩化ビニル製は毒性の強い薬剤の被ばくを防止できないため使用は推奨されない．
- 無菌操作には異物の混入を防ぐために，パウダーありの手袋は不適である．
- 手袋は左右があり，Lが左，Rが右で装着する前に確認する．

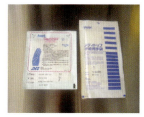
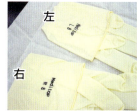

操作手順

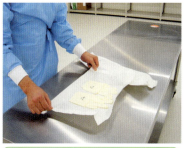
① 手洗いの前に手袋の包装は開封しておく．

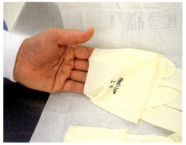
② 手洗い直後に手袋の内側だけに触れて装着する．

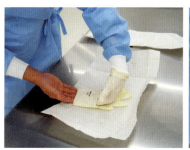
③ 手で手袋の外側に触れないように片側の手袋を装着する．

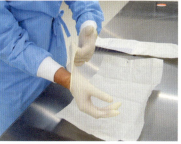
④ 手袋を装着した片側の手を手首の折れている部分に差し入れて，もう片方の手に装着する．

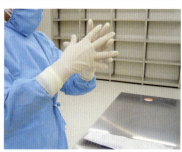
⑤ たるんでいる手袋を整える．

⑥ 調製前準備，清拭

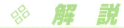
解説

無菌調製の準備
① 無菌室への入室
② クリーンベンチ（安全キャビネット）の清拭

コメント
無菌調製を行う環境はある規定以上の清浄度が必要である．

1. 無菌調製を行う場所

- 空中浮遊塵埃が多く存在する環境下で注射剤を調製した場合，微生物汚染の可能性が高まる．
- 調製室の空気を汚染する物質が所定量以下になるよう，管理されている室のことを無菌室（クリーンルーム）という．
- 高カロリー輸液などの無菌製剤を調製する場合の無菌室の清浄度は，クラス100が必要とされている．

清浄度	1立方フィートあたり 0.5 μm 以上の粒子数	菌数
クラス100	100個（3.5個/L）以下	0.1個以下
クラス10000	10,000個（350個/L）以下	0.5個以下
クラス100000	100,000個（3,500個/L）以下	2.5個以下

補足

サテライト方式
長所：タイムリーな患者情報を収集することができ，緊急指示等の対応が可能．
短所：部署ごとに薬剤師を配置するため，多くの人員が必要となる．
セントラル方式
長所：1か所で作業するため，限られた人員で行うことができる．
短所：臨床現場からの情報にタイムラグが生じる可能性が高く，緊急指示等の対応が遅れ，投与中止の連絡が遅れた場合，調製薬剤がそのまま払い出されて投与される医療事故や薬剤廃棄に伴う経済損失の原因となる可能性がある．

2. 無菌調製室の構造

一般的に無菌調製室は前室と無菌室に分かれており，前室作業者が無塵衣に着替え，手指の消毒を行う場所である．また，作業者の身体や衣服の表面に付着した粒子を除去するためのエアーシャワー室が，前室と無菌室の間に設置されている．

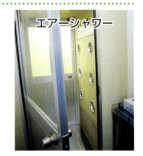
エアーシャワー

3. クリーンベンチ，安全キャビネットの仕組み

- クリーンベンチ
  - 空気のろ過フィルター（HEPA）が取り付けられており，浮遊粒子や微生物を除去し清潔環境を保っている．
  - 気流は前面から調製者へ噴き出す水平型と上部から調製者へ噴き出す垂直型，さらにファンを内蔵し，気流を循環させる循環型がある．

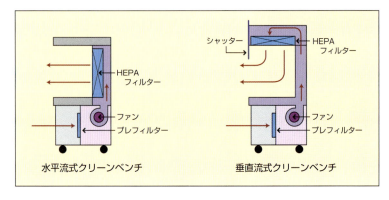
水平流式クリーンベンチ／垂直流式クリーンベンチ

- 安全キャビネット
  - 抗悪性腫瘍薬のように細胞毒性を有している薬剤の調製では、作業域内の気流に調製者が曝露されないよう安全キャビネットを使用して調製する.
  - 安全キャビネットでは，調製者をエアバリアで保護し，気流は循環HEPAフィルターを通るだけでなく，排気フィルターを通り外部へ廃棄されるため安全性が保たれている.

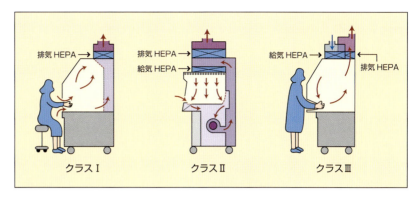

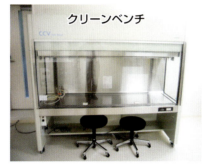
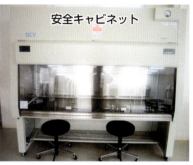

4. 調製前清拭

- 調製前にクリーンベンチ（安全キャビネット）を清拭して清潔にする.
- アルコールを噴霧して清拭するか消毒用アルコールを浸潤させたディスポタオルやアルコール含有のクリーンルーム専用紙等を使用し，一定方向に清拭する.
- 奥に手の届かない場合以外は，原則として頭を入れないように作業を行う.

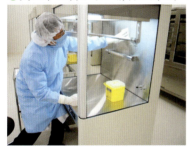
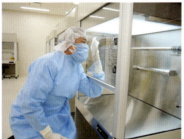
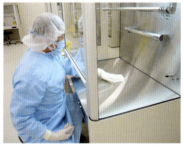

> **補足**
> クリーンベンチは，作業前少なくとも15分間は作動させておく.

5. 医薬品，物品の搬入

医薬品や物品は必要に応じ，アルコール消毒をしてクリーンベンチに搬入する.

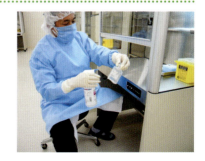

MEMO

【注射剤の混合】

① 混合前の準備，監査
② 注射剤の取扱い
③ シリンジ，針の取扱い
④ 薬剤の溶解，吸引，混合
⑤ エア抜き，無菌キャップ装着
⑥ 脱衣と廃棄

11. 注射剤の混合

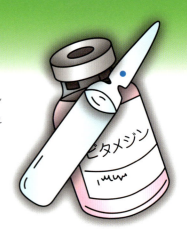

注射剤の混合では様々なツールを使用する必要がある．注射針やガラスアンプルの切り口による負傷の危険が伴うため，作業には十分な注意を払わなければならない．

注射剤混合の流れ

混合前の準備，監査 → 注射剤の取扱い → シリンジ，針の取扱い → 薬剤の溶解，吸引，混合 → エア抜き，無菌キャップ装着 → 脱衣と廃棄

- ☐ 混合調製は6つのステップで行う．
- ☐ 作業はすべてクリーンベンチ内で行う．
- ☐ 作業終了まで手をクリーンベンチの外へ出さないようにする．

事前学習 OSCE レベル	事前学習，OSCE レベルでは，バイアル，アンプル，輸液等の混合の基本的な手技を習得する．手袋等の脱衣は無菌調製の準備からの流れで練習する．
実務実習 レベル	実務で行う一般的な注射剤混合は，定期的に投与される高カロリー輸液調製や抗生剤の調製を行うことが多く，基本的な手技と関連してシミュレートしておく．

① 混合前の準備，監査

- 作業位置の決定．作業前の消毒．注射処方箋と準備した注射薬やラベルを確認．

  - 作業位置の確認
  - 作業前の消毒
  - 薬品名の確認
  - 規格の確認
  - 配合変化の確認

② 注射剤の取扱い

- プラスチックボトル，バイアルキャップ，アンプルカット，輸液シールの処理，消毒．

  - プラスチックボトルの取扱い
  - バイアルの取扱い
  - アンプルの取扱い
  - 輸液の取扱い

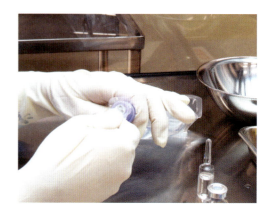

第 11 章　注射剤の混合

③　シリンジ，針の取扱い
- シリンジに注射針を取り付け，キャップをはずす．

  - 汚染してはいけない部位に触れないように注意
  - キャップをはずす際の手指の穿刺に注意

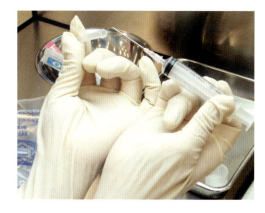

④　薬剤の溶解，吸引，混合
- 溶解液をシリンジで吸引し，薬剤を溶解する．溶解した薬剤を吸引する．輸液に混合する．

  - アンプルからの溶解液吸引
  - バイアルへの注射針の穿刺
  - 薬剤の溶解確認
  - 薬剤の吸引，シリンジのエア抜き
  - 輸液への混合

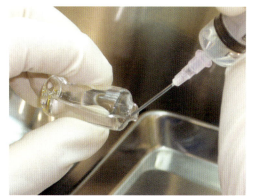

⑤　エア抜き，無菌キャップ装着
- 輸液のエア抜きを行い，針穿刺ゴム部分を消毒する．

  - 輸液に穿刺した注射針を利用したエア抜き
  - 輸液ゴム部分の消毒
  - 無菌キャップの装着

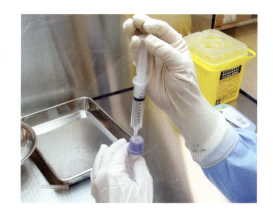

⑥　脱衣と廃棄
- 手袋，ガウン，帽子，マスクを脱衣する．
- 調製時生じた廃棄物を処理する．

  - 手袋の外側が素手に触れないように脱衣
  - ガウンの外側が手，体に触れないように脱衣
  - マスク，帽子の外側が手，体に触れないように脱衣
  - 調製時生じた廃棄物を分別して廃棄する

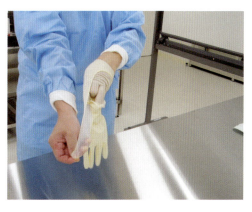

① 混合前の準備，監査

🔷 解説

1．作業位置の確認
① クリーンベンチフードの開度確認
　クリーンベンチフードの開度を確認し，20 cm 以下で調節して作業する．
② クリーンベンチからの位置確認
　クリーンベンチ手前から 15 cm 以内では行わないように作業位置を調整する．

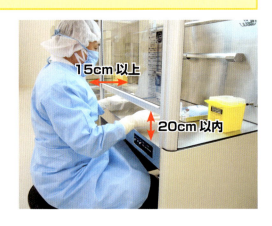

> **コメント**
> ● クリーンベンチの開度は狭いほど，無菌操作には好ましいが，操作が難しくなる．
> ● クリーンベンチ内側のフード取手でフードの開閉を行う．
> ● クリーンベンチに近づきすぎると体に付着した雑菌等がクリーンベンチに混入する可能性がある．
> ● 位置を移動する際は，椅子に手を触れないように移動させる．

> **補足**
> クリーンベンチの脇の作業台に注射処方箋を置き，混合前に確認する．あるいはマグネットで注射処方箋をクリーンベンチに張り付けて確認する．

2．作業前の消毒
手がクリーンベンチの外に出た場合の消毒
　手袋装着後直ちに調製を行う際は必要ないが，クリーンベンチ内から一度手を出した場合，消毒用アルコールで手袋を噴霧消毒する．

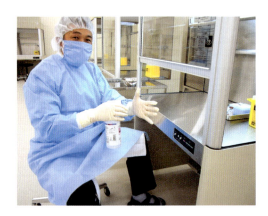

3．混合前の監査
① 薬品名の確認
② 規格の確認
③ 投与経路の確認
④ 配合変化の確認

注射処方箋を確認し，準備した注射薬，ラベルと一致しているかどうか指さしで確認する．

診療科名	内　科			日本　太郎	日本
施用日	平成 30 年 12 月 1 日				
手技 (主，側)，(CV，DIVなど)	薬品名	1回投与量	回数	投与時間・速度	
DIV 主管	生理食塩液(500mL/袋)	500mL	1	混合調製 12:00〜13:00	
	ビタメジン静注用	1V			
	注射用水(5mL/管)	5mL			

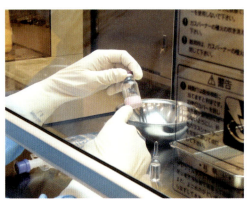

第 11 章　注射剤の混合

② 注射剤の取扱い

🔷 解　説

> **コメント**
> アンプルの材質は通常ガラスであるが，5 mL から 20 mL の低用量のプラスチックアンプルも繁用される．
> ボトルは立てて作業可能であるが，バッグは横にした状態か上から吊るした状態で作業する．

注射剤の形状
① アンプル
② バイアル
③ バッグ
④ ボトル

◆それぞれの取扱いが異なる．

1．注射剤の部位消毒

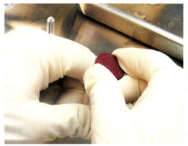
① バイアルキャップをはがす．

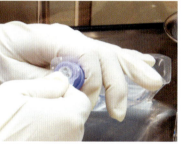
② パックシールをはがす．

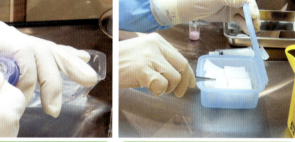
③ アルコール綿を取り出す．

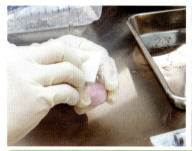

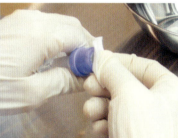

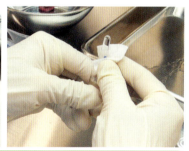

④ バイアル，パックのゴム栓，アンプル（プラスチックアンプルも同様）のカット部分を消毒用アルコールで清拭する．

> **補　足**
> ▶ アルコール綿の取り出し
> 　容器に入ったアルコール綿の取り出しはピンセットで取り出すことにより，内部の汚染を防止できる．
> ▶ バイアル，ボトルキャップの取りはずし後のゴム栓の消毒
> 　消毒はアルコール消毒を行うことが望ましく，塩化ベンザルコニウムのような殺菌力の弱い消毒剤では，逆にゴム栓を汚染させてしまう可能性がある．
> 　アルコール綿の使用についてもアルコールの揮発に注意して保管し，適宜新しいものに交換する必要がある．

2. アンプルカット

① アンプル上部の薬液の処理
- アンプル上部に薬液が残っている場合，上部を指で軽くはじくか円を描くようにゆっくり回して薬液を落とす．
- それでも落ちない場合，一度アンプル上部に液を満たしてから上部を指で軽くはじくか円を描くようにゆっくり回す．
- アンプル上部を指ではじく場合，アンプルをカットしてしまわないようにアンプルカットマークの面をはじかないようにする．

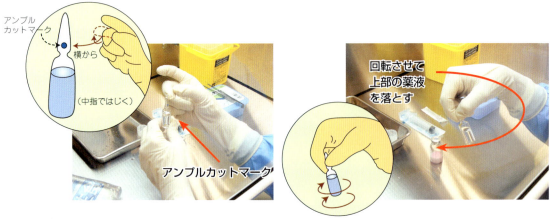

② アンプルカット
- カットポイントを手前にして，向こう斜め上へ引っ張るように力を入れてカットする．
- 下向きへ折るように力を入れてカットすると，アンプルカット部位に手が触れ，傷や汚染の原因となる．

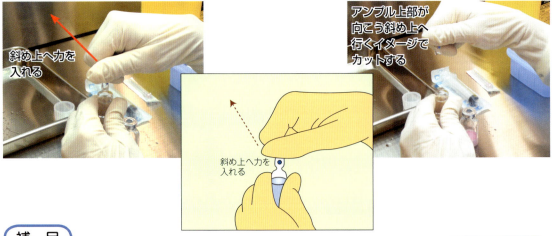

補足

抗悪性腫瘍薬を取り扱う場合や傷やアンプル片の散らばりを防止するためにアルコール綿やガーゼ等をアンプルの首にあててカットすることもある．
しかし，この方法ではガラス片の混入が助長されるため，投与時にフィルターを使用するなど注意が必要である．

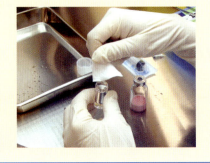

③ シリンジ，針の取扱い

解説

シリンジ，針
① シリンジと注射針
② 注射針付きシリンジ

> ◆ シリンジや注射針の包装をあける際，汚染に注意する．

コメント
注射針付きシリンジの製品であってもシリンジに注射針が十分にセットされていないことがあり，包装開封時に注射針がはずれることがあるため注意が必要．

1. シリンジへの注射針の取り付け

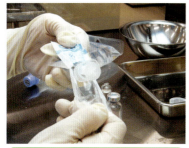
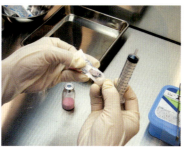
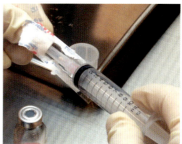

① 包装からシリンジを取り出す．

② 汚染しないように片手でシリンジを持ちながら注射針の包装を折り曲げるようにして開封する．

③ 注射針のハブにシリンジを差し込み，ギュッとする感触が得られる程度，シリンジに針を装着する（装着がゆるいとキャップをはずすときに針ごとはずれてしまうことがある）．

2. 注射針のキャップをはずす

● キャップをはずすときの注意
① 注射針が汚染しないようにキャップをはずす．注射針キャップをはずす際，針，針基に触れないように注意する．
② 針刺しをしないよう安全にはずす．
キャップがはずれた反動で手が元に戻ろうとする力が働くため，針刺しをすることがある．
それを防ぐため，キャップをはずす方法として3通りある．
また，注射針の装着が不十分な場合，キャップをはずすときに注射針ごとシリンジからはずれてしまうため，もう一度，しっかりとシリンジと注射針を少し強く差し込むぐらいの力で装着しなおす．

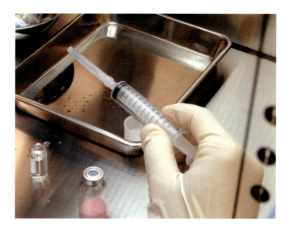

<キャップをはずす3通りの方法>

<方法1>
- キャップを注射針から非常に強い力ではずすとその反動で針刺し事故を起こすことがあるため，シリンジ本体を固定し，しっかりと注射針をシリンジに差し込んだ後，キャップを小刻みに前後にこねるように回すとはずしやすくなる．

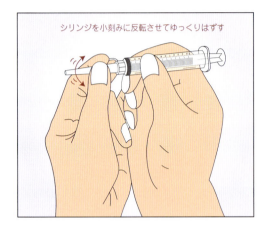

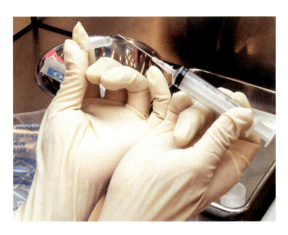

<方法2>
- 手の甲をこちらに向けた状態でシリンジとキャップを右手と左手に持ち，肩幅まで腕を一気に広げてキャップをはずす．
- この際，キャップをはずす腕に力が入っていると肩幅までスムーズに腕を広げられずに腕が反動で戻り，針刺しの原因となる．

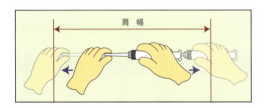

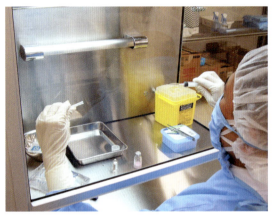

<方法3>
- 右手でシリンジを握り，左手でキャップを持ち，シリンジを上に向け，左手の親指と人差し指でキャップを押し上げるようにしてはずす．
- 抱えるように操作するため，特にハブに触れないように注意が必要である．

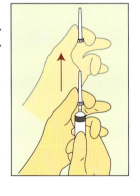

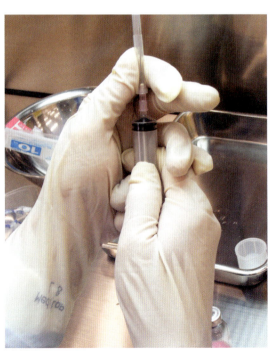

④ 薬剤の溶解，吸引，混合

手順

薬剤の処理
① 溶解液の吸引
② 薬剤の溶解
③ 薬液の吸引
④ 輸液との混合

◆ 吸引操作のシリンジの取扱いに注意が必要．

コメント
薬剤が既に液体の場合は溶解する必要がないため，吸引から，混合の操作に移る．

解説

1. 溶解液の吸引

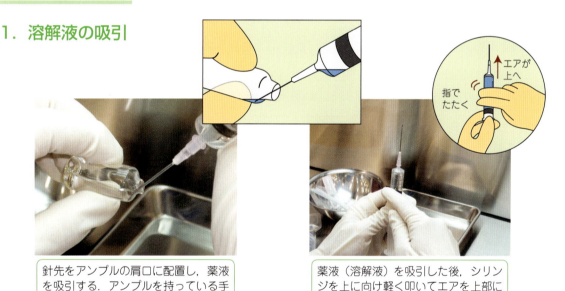

針先をアンプルの肩口に配置し，薬液を吸引する．アンプルを持っている手の角度を変えて薬液をアンプル肩口で吸引できるように調節する．

薬液（溶解液）を吸引した後，シリンジを上に向け軽く叩いてエアを上部に集め，プランジャーを押してシリンジからエアを抜く．

Point

- ガラスアンプルから薬液を吸引する場合，カットしたアンプルを静置し，カット時に混入した可能性のあるガラス片を沈降させる．
- シリンジの操作は，プランジャー上部の2割程度を持って操作することが望ましい．少量の吸引であればバレルをこぶし握りしてプランジャーを親指で操作できる．
- アンプルカットした際のガラス片の混入を防ぐため，滅菌済みフィルターを使用することもある．

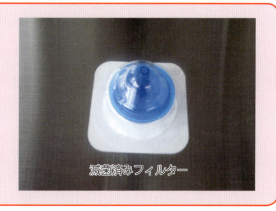

滅菌済みフィルター

2. 薬剤の溶解

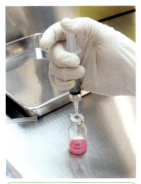

粉末薬剤の入ったバイアルに吸引した溶解液を入れるため，コアリングが起こらないように垂直に注射針を刺す．

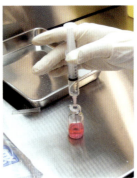

プランジャーを押して，バイアルに溶解液を入れると，バイアル内が陽圧になるため，プランジャーを支える力を緩めたときにバイアル内の空気がシリンジに入り，バイアル内の圧力が低下する（陽圧になった場合の不具合を後述する）．

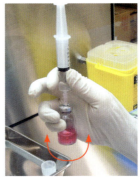

バイアルの薬剤を溶解させるときは注射針を刺したまま行う方法と，一度注射針を抜いてから行う方法がある．
注射針を刺したまま行うことが一般的である．バイアル内の薬剤が完全に溶解したことを確認する．

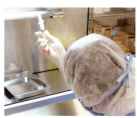

薬剤が完全に溶解していることを確認する．

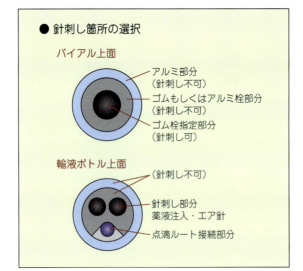

第 11 章　注射剤の混合

3. 薬液の吸引

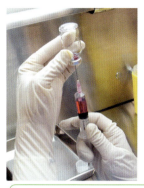 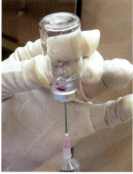

バイアルを上に向け，プランジャーを引き，最後まで液が残らないようにゴム栓の内側の凹部分に注射器の刃先を移動させシリンジに吸引する．

> **補　足**
>
> 手が小さい場合や吸引量の多い場合のプランジャー操作方法
> ① プランジャーを薬指と小指あるいは小指だけで操作する．
> ② または，シリンジを人差し指と中指ではさんで操作する．
>
>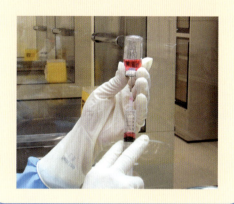

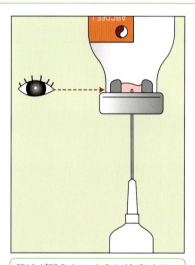

薬液が残らないように注意する．

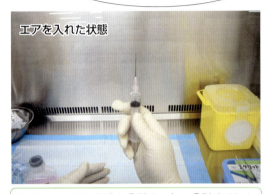

エアを入れた状態

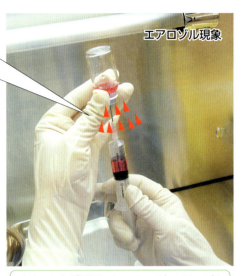

エアロゾル現象

バイアルが陽圧になると抜針のときに注射針を刺した部位から薬液が噴出することがある．

- バイアルから薬液を吸引すると，吸引するにしたがってバイアル内が陰圧になり，シリンジが引けなくなる．
- 必要量の7割から8割の空気をシリンジに入れておき，吸引した分の薬液量の空気をバイアルへ入れることによって陰圧を防ぐことができる．

バイアル内が陽圧になっているとエアロゾル現象（抜針のときに注射針を刺した部分から薬液が噴出する）が起こりやすいため，最終的に吸引する薬液量の2割から3割は空気をバイアルに入れないで薬液を吸引することによってバイアル内を陰圧の状態にする．

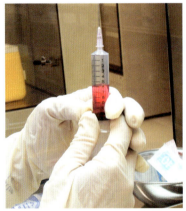
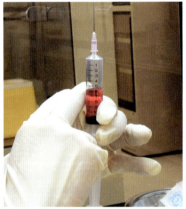
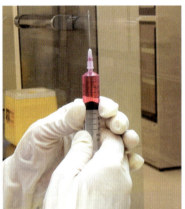

シリンジに薬液を吸引した後，シリンジを軽く叩いて空気を上部に集めて，エアを抜く．薬剤が噴出しないように注意する．

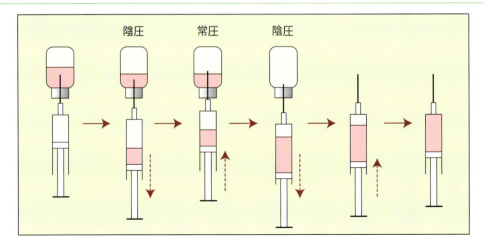

4. 輸液との混合

シリンジに吸引した薬剤を輸液等に混合する.

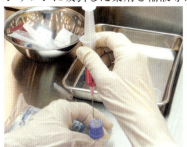

シリンジを垂直に立てて，コアリングが起こらないように垂直に注射器を刺す．

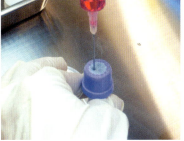

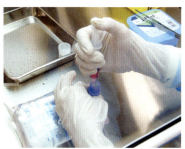

点滴ルート用穿刺部位を除いた部位に穿刺し，プランジャーを押し，薬液を輸液に注入する．

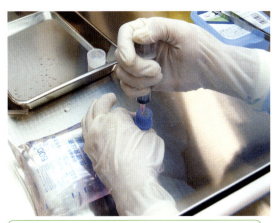

輸液がソフトバッグの場合，そのままプランジャーを押して薬液を混合しても薬液量が少ないときはエアロゾル現象は生じない．薬液量が多い場合は，輸液内が陽圧になるがプランジャーを押している手を緩めるとプランジャーが押しあがり，ソフトバック内のエアが自然に抜ける．輸液がボトルタイプのときは，輸液内が陽圧になった場合，エアロゾル現象が生じるため，陰圧操作により，薬液を入れなければならない．

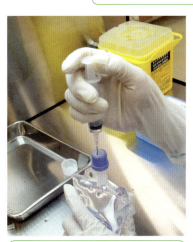

薬液を注入後，入れた薬液量よりも若干多く，エアをシリンジ内に入れてシリンジを抜くと輸液内は陰圧を保つことができ，輸液内の陽圧を回避できる．

補　足

▶ 高カロリー輸液（TPN）製剤の配合性と安定性

TPN 製品はアミノ酸と酸素，特にトリプトファンの酸化反応を防止するため，脱酸素剤を入れている．TPN 調製時に輸液内の空気が残存している場合，この酸化反応が進行しやすいため，輸液内の空気を抜く必要がある．また，TPN はブドウ糖とアミノ酸と共存下でメイラード反応（カルボニル基 =CO とアミノ基 -NH$_2$ の反応）を起こし，メラノイジンが生成して褐色に着色する．TPN 製品は糖とアミノ酸を隔壁によってダブルバッグに製品化しているものと pH 酸性化領域でメイラード反応が遅くなることを利用したワンバッグに製品化しているものがある．また，ビタミン類を添付したトリプルバッグも存在するが，いずれの製剤でもビタミン A，K，B$_2$，B$_6$，B$_{12}$，葉酸などは，光による分解が著しいのでビタミンを混合調製した製剤は遮光保存が必要である．

⑤ エア抜き，無菌キャップ装着

手順

1. エア抜き
- 空気との反応の防止．

2. 無菌キャップ装着
- ゴム栓の清潔を保つ．

コメント
アミノ酸含有製剤の場合，酸素と反応して分解し，着色するため，輸液ボトル，バッグ内の空気を抜いておく必要がある．

解説

1. エア抜き

＜輸液ボトル，バッグのエアの量が少ない場合＞
混合後上部のエアを注射器で薬液を吸いこまないようにプランジャーを引き上げて抜くことができる．

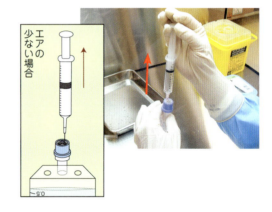

＜エアの量が多い場合＞
注射器で何度も穿刺して抜くことは，コアリングの原因ともなるため，ハブの部分から注射器をはずしてエア抜きを行う．

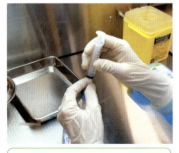

① ハブを固定して注射器を抜き，右手に注射器を持ち輸液を支えながら，上部にたまった空気を押し出す．

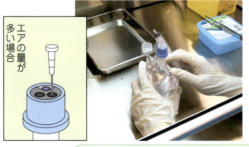

② 左手で輸液バッグを支え，空気が輸液に戻ってこないように軽く力を入れながら，右手で持っている注射器をハブに差し込み，注射針を抜く．

〈注射針の廃棄〉
針専用廃棄箱で注射針をはずし，シリンジはトレイ等に廃棄する．ハブ部位を掛けて注射針を引き抜く．

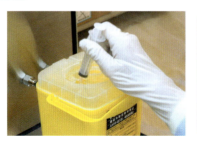

補足
注射器の取扱いの基本はハブに触れてはならないが，すべての混合作業が終了し，エア抜きを行う場合，汚染に十分注意してハブを固定して注射器を抜く．

2. 無菌キャップ装着

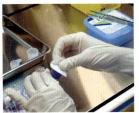
① 輸液等のゴム栓, キャップをアルコール綿で消毒する.

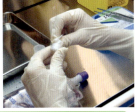
② 輸液にキャップをかぶせる.

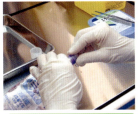

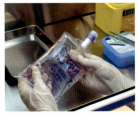
③ 薬剤が十分, 混合するようにボトル（バッグ）を撹拌する.

コメント

無菌キャップ以外にゴム栓部位の保護に図のような簡便で安価な無菌シールを使用することもある.

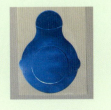

配合変化

成分名	溶解液, 混合薬剤	変化内容
アシクロビル	酸性薬剤	溶解性低下
アムホテリシンB	生理食塩液	溶解性低下
アンピシリンナトリウム	ブドウ糖	分解
カンレノ酸カリウム	酸性薬剤	溶解度低下
グルクロン酸カルシウム, アスパラギン酸マグネシウム	リン酸塩, 炭酸塩	難溶解性塩生成
ドパミン塩酸塩	塩基性薬剤	分解
ナファモスタットメシル酸塩	塩基性薬剤	分解
ヒドララジン塩酸塩	ブドウ糖	分解
フェニトイン	酸性薬剤	溶解性低下
フロセミド	酸性薬剤	溶解性低下
ミネラル	シメチジン	キレート
鉄剤	生理食塩液	溶解性低下

調製後監査

調製後の監査は最終監査であり, 厳格な監査が必要である.

調剤後監査のPoint

- 調製後クリーンベンチから搬出された空アンプル, バイアル等と調製済み薬剤が, 注射処方箋と一致しているかどうか確認する.
- 隔壁のある高カロリー輸液は開通しているかどうか確認する.
- 調製済み薬剤に異物混入がないか確認する.
- 液漏れや配合変化による色調の変化や結晶析出等がないか確認する.
- 必要に応じて重量監査を行う.
- 貼付する（されている）ラベルが患者基本情報, 投与情報と一致しているかどうか確認する.
- 冷暗所等の保管方法表示が必要な薬剤の場合, 記載があるかどうか確認する.

薬剤保管・交付

- 調製された薬剤は, 使用まで冷暗所で保管する.
- 遮光の必要があれば, 遮光袋を利用する.

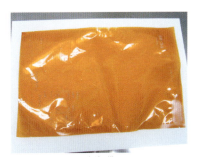

遮光袋

⑥ 脱衣と廃棄

手 順

1. 脱衣
◆ 無菌調製の準備で行った手袋，ガウンの装着から脱衣までを通して練習しておく．

2. 廃棄
◆ 無菌調製時に出る廃棄物の分別を理解する．

コメント
無菌調製時に生じる廃棄物は産業廃棄物として処理するが，注射針，抗がん剤調製や臨床現場で生じる廃棄物は，特定管理産業廃棄物として処理しなければならない．

解 説

1. 脱衣

 → →

①手袋の脱衣 → ②ガウンの脱衣 → ③マスク，帽子の脱衣

① 手袋の脱衣

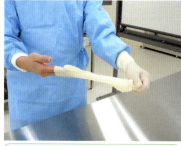

① 手袋は外側に触れないように内側が外になるように裏返して片方ずつはずす．

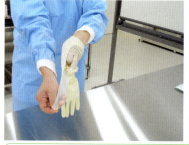

② もう片方の手袋の外側を内側になるようにはずし，はずした片側の手袋を一緒に入れこんで廃棄する．

② ガウンの脱衣

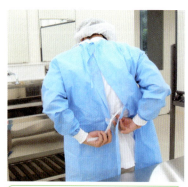

① 調製後のガウンは，ガウン外側になるべく触れないように結んであるひもを解く．

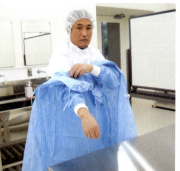
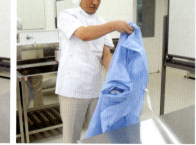

② 身体から前へ腕部分も裏返るようにしてガウン内側が外側になるように脱いで丸めてから廃棄する．

③ マスク，帽子の脱衣

　マスク，帽子も汚染している可能性を考慮して，外側に触れないように内側が外になるようにはずして，廃棄する．

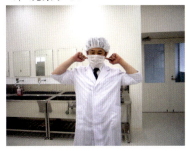 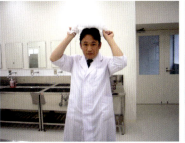 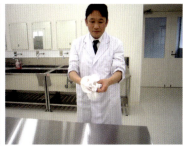

Point
作業後はすべて外部が汚染されていることを考慮して脱衣する．

補足
▶ 手袋，ガウンの外側が有毒物質で汚染されている場合
手袋を脱衣する前にガウンを脱衣し，ガウンの袖をはずすときに手袋をはずしてガウンの外側が内になるように手袋を包み込んで一緒に脱衣して廃棄する方法もある．

2．廃棄

- 注射針は調製終了後，注射針専用廃棄箱に集積する（下図左）．
- その他の物品は，下図右のような外側が堅固な医療廃棄物入れで廃棄する．

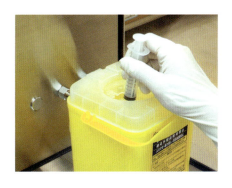 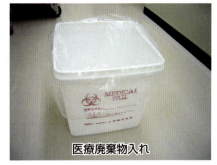

医療廃棄物入れ

補足
▶ 廃棄物の材質による分別
- 塩化ビニル類（プラスチックアンプル，シリンジ，連結管，輸液バッグ等）
焼却時のダイオキシンに留意する産業廃棄物として処理される．
- ガラス類（バイアル，アンプル等）
不純物を除去してコンクリート等にリサイクルすることもあるが，埋め立て廃棄が一般的である．
- 金属類（注射針等）
回収業者の危険を回避するため，注射針は針専用廃棄箱で廃棄する．通常，感染性でなくても医療用感染性廃棄物として取り扱われる．

MEMO

12

【抗悪性腫瘍剤の調製】

① 注射剤，物品の準備
② 無菌調製の準備
③ シリンジ，針の取扱い
④ 薬剤の溶解，吸引
⑤ 混合調製
⑥ 調製後処理

12. 抗悪性腫瘍剤の調製

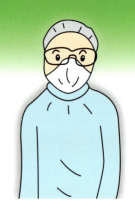

　抗悪性腫瘍剤の調製にあたっては，調製者が曝露を回避するための作業環境を整備するとともに，ガウンを身につけ，無菌的操作による調製が必要である．調製者は，調製手順および手技，曝露汚染時の対処方法等を熟知しておく必要があり，抗悪性腫瘍剤の薬学的な特性を十分に知った薬剤師が調製に関わることが望まれる．

抗悪性腫瘍剤の調製の流れ

 ⇒ ⇒  ⇒ 薬剤の溶解，吸引 ⇒ 混合調製 ⇒ 調製後処理

- ☐ 抗悪性腫瘍剤の調製は6つのステップで行う．
- ☐ 毒性のある医薬品の取扱いの手技を習得する．
- ☐ 一般注射剤調製との違いを理解する．

事前学習 OSCEレベル	高カロリー輸液，一般注射剤の調製との違いを理解する．
実務実習 レベル	細胞毒性のある注射剤の調剤について説明でき，特別な注意を要する注射剤（抗悪性腫瘍剤など）の取扱いを実施できる知識と技能を習熟する．

① 注射剤，物品の準備

● 抗悪性腫瘍剤はハイリスク薬であり，特に準備の段階での監査は重要である．物品は，常に曝露の防止を考慮して準備する必要がある．

- ◆ 薬品名の確認
- ◆ 規格の確認
- ◆ 投与量の確認
- ◆ 前回投与日の確認
- ◆ 投与間隔の確認
- ◆ 抗悪性腫瘍剤調製に必要な物品の確認

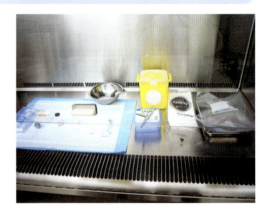

② 無菌調製の準備

● 調製者は抗悪性腫瘍剤からの曝露を防止する装備をする必要がある．

- ◆ ゴーグルの装着
- ◆ 2重手袋の装着

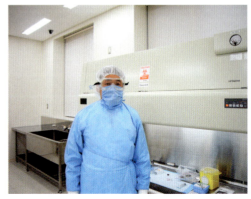

③ シリンジ，針の取扱い

● ルアーロック型シリンジ，針刺し防止の手技を習得する．

- シリンジへの針の装着
- 針刺し防止
- コアリング防止

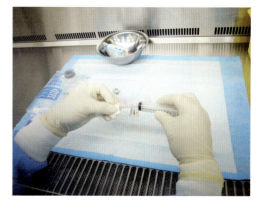

④ 薬剤の溶解，吸引

● 抗悪性腫瘍剤を取り扱う場合，特に飛沫や漏れに留意する必要がある．

- アンプルカット
- シリンジのエア抜き
- バイアルの穿刺
- 薬剤の溶解
- 薬剤の吸引

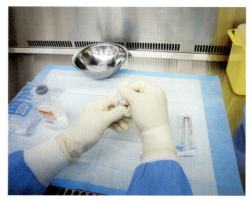

⑤ 混合調製

● 輸液ボトルへ混合する．

- 混合輸液の陰圧処理
- キャップ装着

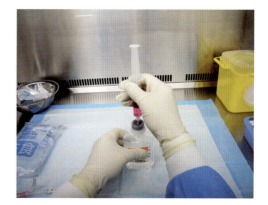

⑥ 調製後処理

● 調製終了後，空アンプル，バイアル，1枚目の手袋，吸水シート等を包んで密閉性廃棄袋に入れる．監査して交付できるよう準備する．

- 曝露物品の廃棄
- 安全キャビネットの清拭
- 脱衣と廃棄
- 監査
- 交付

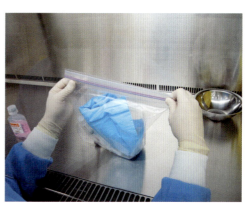

① 注射剤，物品の準備

手　順

1．抗悪性腫瘍剤の準備
① 抗悪性腫瘍剤を監査する．
② 特に薬品名，投与量，投与間隔に注意する．

2．物品の準備
① 薬剤飛沫後の処理のため，吸水性作業シートを準備する．
② 廃棄のための密閉式ビニル袋を準備する．
③ 注射針脱落を防止するシリンジを準備する．

コメント
ハイリスク薬である抗悪性腫瘍剤の医療事故は患者の死に直結しており，準備の段階で十分な監査が必要である．

解　説

　抗悪性腫瘍剤には，制がん作用がある反面，細胞毒性，変異原性，発がん性を有するものが多く，調製にあたっては，調製者の曝露を回避するため，作業環境を整備しガウンの着用，無菌的操作による調製が必要である．

1．抗悪性腫瘍剤の準備

　抗悪性腫瘍剤による重大な医療事故は薬品名，投与量あるいは投与間隔の間違いがほとんどである．
　さらに，薬剤によっては使用薬液量が少なく溶解が不十分な場合や，pHや電解質で失活することがあるため，調製上の処方監査が重要である（オキサリプラチンは5％ブドウ糖で溶解しなければならない）．

● 抗悪性腫瘍剤の分類
　取扱い上の注意度から抗悪性腫瘍剤は3段階（A，B，C）に分類されている．

抗悪性腫瘍剤の取扱い上の注意度の判定基準

取扱い注意度	判定基準	薬剤例
A	細胞毒性が強く，その取扱いに十分注意が必要な抗悪性腫瘍剤	アルキル化薬，代謝拮抗薬（メソトレキセート等），抗腫瘍性抗生物質（アントラサイクリン系等），植物アルカロイド（タキサン），白金製剤
B	細胞毒性を有し，その取扱いに十分注意が必要な抗悪性腫瘍剤	代謝拮抗薬（ゲムシタビン塩酸塩等），抗腫瘍性抗生物質（ブレオマイシン塩酸塩等），植物アルカロイド（ビンクリスチン硫酸塩等）
C	細胞毒性に注意する抗悪性腫瘍剤	ホルモン類似薬，分子標的治療薬（抗体）

2．物品の準備

　注射剤（高カロリー輸液など一般注射剤）混合時に必要な物品以外に，安全キャビネットの汚染を防止するために吸水性作業シート，廃棄のための密閉式ビニル袋を準備する．注射器は針が脱落しないようにルアーロック型を用意する．

補　足

＜閉鎖式薬剤混合キット＞
被ばくを防ぐために閉鎖式薬剤混合キットを用いることがある．
閉鎖式薬剤混合キットは陽圧を回避する工夫が施されており，エアロゾル現象が発生しないため調製の際，陰圧操作を行う必要がない．

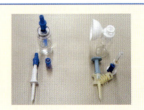

② 無菌調製の準備

> **手 順**
>
> ### 抗悪性腫瘍剤の無菌調製の準備手順
> ① 帽子,マスク,ゴーグルの装着
> ② 手洗い
> ③ 内側手袋の装着
> ④ ガウンの装着
> ⑤ 外側手袋の装着
> ⑥ 調製前清拭

解 説

1. ゴーグルを装着する

一般注射剤混合の準備手順とほぼ同じであるが,帽子,マスクだけでなく抗悪性腫瘍剤からの防護のため,できるだけゴーグルあるいはメガネを着用する.

> **コメント**
>
> 一般注射剤の無菌調製と装備が異なる点は,毒性の強い薬剤からの曝露被害を防止するため,ゴーグルあるいはメガネを着用し,手袋を2重にする必要がある.

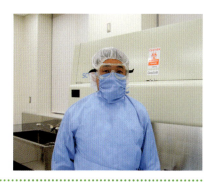

2. 2重手袋装着

- 手洗い後に手袋の装着は2重にする.
 1枚目の手袋を装着し,その上からガウンを装着し,2枚目の手袋を装着する.
- 1枚目の手袋はガウンの内側,2枚目の手袋はガウンの外側に装着する.手袋は厚手のラテックス製のゴム手袋を使用する.ただしアレルギーがある場合,使用しない.薬剤による曝露を防止するため,手袋,ガウンは薬剤の透過しないものを使用し,作業開始後,手袋は30〜60分毎,ガウンは3時間毎に交換する.

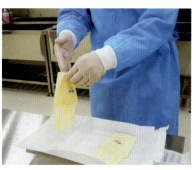

> **補 足**
>
> 抗悪性腫瘍剤取扱安全キットのような被ばく防止の装備がセットになった製品もある.

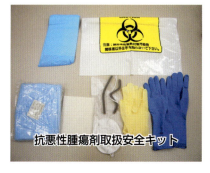

抗悪性腫瘍剤取扱安全キット

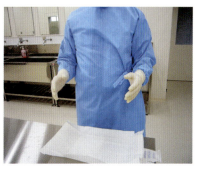

③ シリンジ，針の取扱い

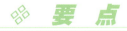

① ルアーロック型シリンジの取扱い
② 針のリキャップの方法
③ コアリングの発生を防止するバイアルへの穿刺方法

コメント

無菌調製の重要なリスクマネージメントとして針刺し防止がある．針刺し防止の基本は，使用後の針を専用廃棄BOXに廃棄することであり，リキャップしないことを原則としている．しかし，抗悪性腫瘍剤の調製では，エア抜きやシリンジと注射針を一体で廃棄するために，注射針のリキャップを行う場合がある．

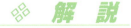

1．シリンジと針の装着

① ルアーロック型シリンジを包装から取り出す．
② 注射針を取り出し，ルアーロック型シリンジに装着する．

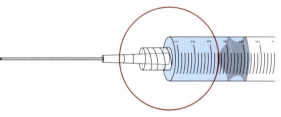

ルアーロック型シリンジ

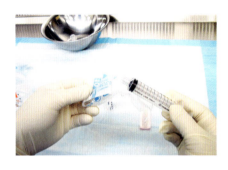
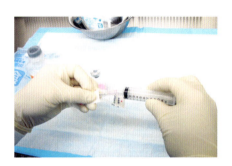

③ ルアーロック型はネジ式になっているため，針の装着はシリンジを回してねじ込む．

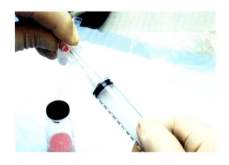
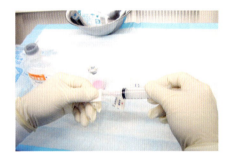

④ 注射針はロックされているため，キャップをはずす場合，ハブ元から抜けることはないが，反動による針刺しを防止するため，小指を合わせてキャップをはずす．

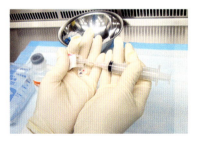

2．リキャップ

- リキャップは針刺しや薬剤の汚染を予防するため原則として行ってはならない．
- ただし，抗悪性腫瘍剤の調製時にリキャップが必要な場合は，次に示す方法で行う．

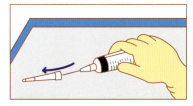 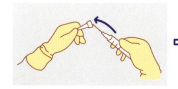 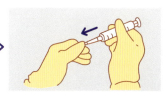

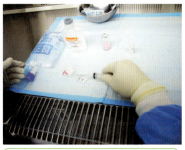 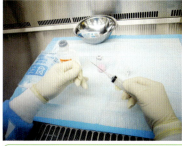 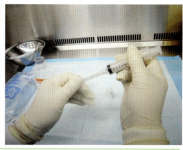

＜方法1＞
キャップを台もしくは専用台に置いたまま片手でリキャップする．

＜方法2＞
両手を台の上に置いたまま固定し，注射針とキャップを「へ の字」型にして刃先がキャップ内に収まっていることを確認してリキャップする．

注）リキャップは一般注射剤の調製では行わず，抗悪性腫瘍剤の調製時，シリンジ内のエア抜きの際の薬剤噴出の被ばく被害の拡大防止，シリンジと一体で廃棄処理する場合にのみ行う．

3．コアリングしにくいバイアルの穿刺手順

- バイアルゴムがやわらかい材質である場合，コアリングを起こしやすい．
- 予防する方法として注射針の刃先の外側にしなる程度の力を入れて行う穿刺の方法もある．
- タキソール，エンドキサンは特にゴム栓がやわらかくコアリングが生じやすい．

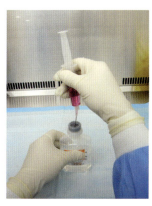 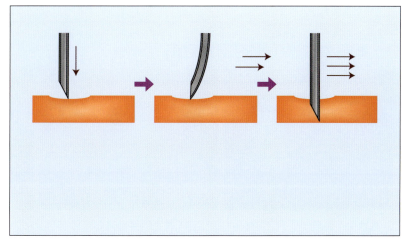

④ 薬剤の溶解，吸引

手　順

薬剤の溶解，吸引
① 溶解液の吸引，シリンジのエア抜き
② 薬剤の溶解
③ 薬液の吸引

コメント
バイアルを処理する抗悪性腫瘍剤の調製は，常にバイアル内が陽圧にならないように行わなければならない．

解　説

1．溶解液の吸引，シリンジのエア抜き

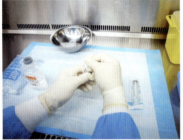

① 溶解液（薬液）のアンプルをカットする．
　アンプルカットは薬液の散乱を防ぐためにアルコール綿かガーゼでアンプルを覆いカットする．カットポイントを手前にして前上方へカットする．

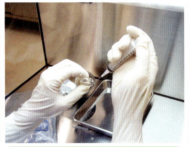

② シリンジに溶解液（薬液）を吸引する．

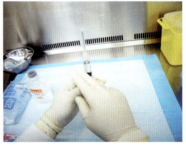

③ シリンジの空気抜きを行う．
　シリンジ内の空気を抜く場合は，抗悪性腫瘍剤が噴き出して作業台を汚染することを防ぐために，注射針をリキャップして行う（リキャップの方法は前項を参照）．

2．薬剤の溶解（陰圧操作手順）

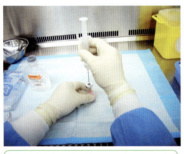

① 溶解する薬剤のバイアルを下に置き，溶解液（薬液）の入ったシリンジの注射針を指定部分にまっすぐ上から穿刺する．

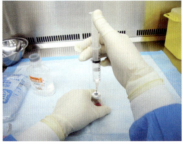

② 注入する溶解液分の空気をバイアル内からシリンジで抜くため，プランジャーを引く（バイアル内を陰圧にする）．

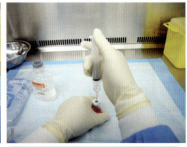

③ バイアル内の空気がシリンジ内へ入るとバイアル内は陰圧になるため，シリンジ内の溶解液（薬液）はプランジャーを支える手の力を抜くと圧力差で自然にバイアル内に注入される．

④ シリンジに溶解液が残っていれば，② と ③ の作業を繰り返してバイアルに溶解液を全量注入する．
⑤ 溶解液を加えた後，バイアルとシリンジを固定したまま泡立たないようゆっくり回すように振り，薬剤を溶解する．

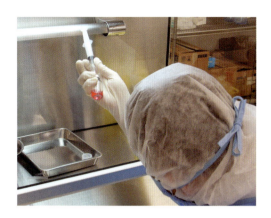

Point
＜陰圧操作手順＞
① バイアルへ垂直に注射針を穿刺する．
② 一度プランジャーを引き，バイアル内の空気をシリンジ内へ入れる．
③ バイアル内は陰圧になっているため，プランジャーを支える手の力を抜くと溶解液が自然にバイアル内に注入される．
④ この作業を溶解液がなくなるまで繰り返す．

補足
- 溶解液はバイアルにゆっくりと注入して，バイアル内の薬剤が泡立たないように注意する．
- 陰圧注入操作は被ばく被害を最小限にするため，バイアルをガーゼで覆って行うこともある．
- 溶解性の悪い薬剤は注射針を抜いてから振とうしてもよい．その場合はバイアル内の空気をシリンジに抜き，バイアル内をやや陰圧にしてから注射針を抜く．

3. 薬液の吸引（陰圧吸引操作手順）

① 採取薬液量の7割から8割の空気をシリンジ内にあらかじめ入れておく．
② バイアルを下に置き，指定部分に上から下に注射針を刺す．

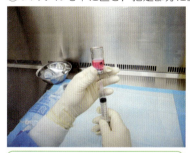

③ 両手でシリンジとバイアルを持ちながら逆さにし，注射針先が液内に来るようにシリンジを調整する．

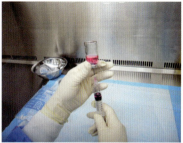

④ 少量の薬液をシリンジ内に引き，薬液を引いた分，圧力差を利用してシリンジ内の空気をバイアル内に戻す．これを繰り返して薬液を抜きとる．

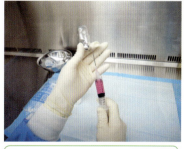

⑤ 薬液採取終了後，バイアル内の空気をシリンジに抜き，バイアル内をやや陰圧に保ち注射針を抜く．

⑤ 混合調製

手 順

薬剤の混合
① 輸液ボトルへ混合
② 無菌キャップ装着

コメント
輸液ボトルへの混合も陰圧操作を行う必要がある.

解 説

- 輸液内にシリンジで薬液を注入する場合もボトル内は常に陰圧を保つ.
- 輸液内に注入した液量プラス液量の2割程度のエアを輸液からシリンジ内に吸引し輸液内を陰圧に保ち抜針する.

輸液ボトルへの薬液の注入

① 輸液のゴム栓をアルコール綿で消毒する.

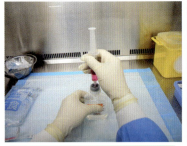
② 輸液ボトルに垂直に注射針を穿刺する.

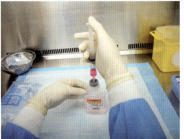
③ 輸液ボトル内を陰圧にするため,プランジャーを引いてシリンジ内にエアを入れる.
④ プランジャーを支える手の力を緩めると,圧力差によって自然に輸液ボトルに薬剤が注入される.

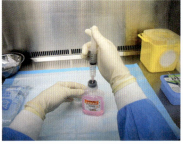
⑤ シリンジ内の薬剤が輸液ボトルにすべて入るまで②と③を繰り返す.

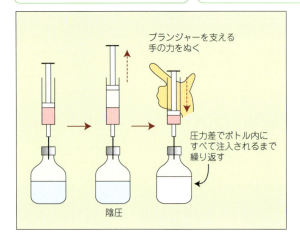

⑥ 輸液ボトルから抜針する前に輸液ボトル内を陰圧に保つため,シリンジで注入した液量プラス液量の2割程度のエアをシリンジで吸引する.

⑦ 密着性の高い無菌キャップか無菌シールで輸液ボトルのゴム栓に装着する.

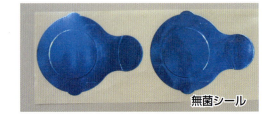
無菌シール

⑥ 調製後処理

解説

調製後処理

1. 廃棄
2. 安全キャビネットの清拭
3. 脱衣
4. 監査と交付

> **コメント**
> 脱衣，廃棄と安全キャビネットの清拭は抗悪性腫瘍剤の曝露汚染の可能性を考慮して行われる．

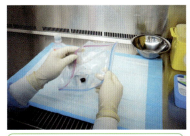
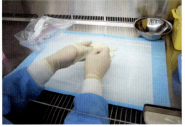
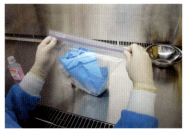

① 使用済みガーゼ，消毒用アルコール綿，空バイアル，空アンプル，シリンジなどを吸水性作業シートとともにあらかじめ用意してある密閉式ビニル袋に入れる．

② 外側手袋を安全キャビネット内で手袋外側に触れないように脱着する．

③ 吸水シートとともに密閉式ビニル袋に入れ，ビニル袋を密閉して廃棄する．

④ 安全キャビネットの清拭
- 水拭き後，消毒用アルコールを浸潤させたディスポタオルやティッシュで清拭する．
- 明らかに抗悪性腫瘍剤で安全キャビネットを汚染させている場合，0.3％水酸化ナトリウム液で清拭して抗悪性腫瘍剤を不活化してから（すべての抗悪性腫瘍剤に適応しない）汚染した薬剤の種類によって2％次亜塩素酸ナトリウムで薬剤を失活させた後，1％チオ硫酸ナトリウム液で中和する方法を使用する．
- 抗悪性腫瘍剤の調製後の清拭は水拭きをせず，最初から消毒用アルコールで清拭することは絶対に行ってはならない．

⑤ 脱衣と廃棄
- ガウン，手袋，マスク，帽子，ゴーグルは薬剤が付着している可能性が高いため留意して脱衣する（一般注射剤の無菌調製の脱衣と廃棄の項参照）．
- 抗悪性腫瘍剤の調製で取り扱った物品類は感染性医療廃棄物として取り扱い焼却処分する．

> **Point**
> ＜監査のポイント＞
> ◇患者名，病棟名などの基本情報確認
> ◇調剤薬の確認
> ◇用法用量，プロトコールの確認
> ◇薬歴の確認（投与間隔も含めて）
> 　特に投与間隔の間違いは重篤な医療事故となるため重要である．
> ◇禁忌，相互作用の確認
> ◇患者の臨床検査値，病名の確認
> 　患者の状態変化によっては投与延期や中止の可能性もあるため積極的な疑義照会が必要となる．
> ◇配合変化の確認

補足

配合変化

成分名	溶解液，混合薬剤	変化内容
L-アスパラギナーゼ	生理食塩液	溶解性低下
エトポシド	0.4 mg/mL 以上	溶解性低下
エノシタビン	酸性	白濁
塩酸アクラルビシン	塩基性薬剤	濁り
オキサリプラチン	生理食塩液	分解
シスプラチン	ブドウ糖	分解
ネダプラチン	アミノ酸，酸性(pH<5)輸液	分解
ピラルビシン	生理食塩液	溶解性低下
リツキシマブ	生理食塩液，5％ブドウ糖以外	抗体凝集

MEMO

13

【簡易懸濁法】

① 薬剤・器具の準備
② 温湯の準備
③ 懸濁・混和（方法1, 2）
④ 投与

13.簡易懸濁法

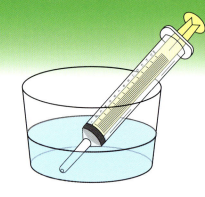

　簡易懸濁法は，嚥下障害のある患者や経管栄養チューブが施行されている患者の薬剤投与法として考案された投与方法である．錠剤・カプセル剤を粉砕あるいは脱カプセルすることなく，製剤をそのまま温湯を用いて崩壊・懸濁し経管投与する方法である．簡易懸濁法では，粉砕法で認められていた様々な問題点が解決され，多くの医療機関で導入されている．在宅医療を担う保険薬局においても簡易懸濁法のニーズは高まっている．

簡易懸濁の流れ

薬剤・器具の準備 ⇒ 温湯の準備 ⇒ 懸濁・混和 ⇒ 投与

- ☐ 55℃以上で不安定な薬剤では注意が必要．
- ☐ 徐放性・腸溶性製剤には注意が必要．
- ☐ 懸濁により配合変化を起こす薬剤には注意が必要．

事前学習 OSCEレベル	簡易懸濁法の利点と手技を学ぶ．
実務実習 レベル	患者に簡易懸濁法の手技の説明ができ，実施する．

① 薬剤・器具の準備

● 注入器とカップまたは懸濁ボトルを準備する．

- ◆ 薬品名の確認
- ◆ 規格の確認
- ◆ 投与量の確認
- ◆ 簡易懸濁に必要な器具の確認

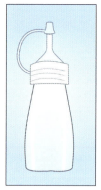
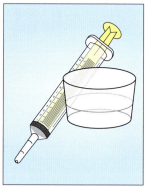

② 温湯の準備

● 温湯は約55℃のものを準備する．

- ◆ 厳密に55℃である必要はない
- ◆ 60℃設定のポットの湯
- ◆ 水と熱湯（90℃程度）を1：2の割合で混ぜる

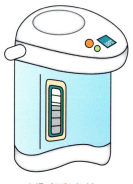

お湯（55℃程度）

③ 懸濁・混和

●いくつかの方法がある．

◆1回分の薬剤を器具に入れる
◆適量の55℃の温湯を入れる
◆5〜10分間放置する
◆振り混ぜて懸濁させる

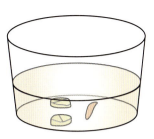

> **Point**
> ・温湯に入れそのまま懸濁するものとあらかじめ製剤のコーティングを破壊する必要のある薬剤がある．
> ・激しく振とうする必要はない．
> ・長時間の放置は有効成分の分解や配合変化の危険があるので，10分を超えて放置しないこと．

④ 投与

●すべての薬剤が懸濁していることを確認して投与する．

◆チューブからの逆流に注意して投与する

① 薬剤・器具の準備

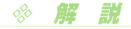 解説

1．薬剤の準備
- 処方された薬剤を揃える．

  - 処方された薬品名と薬剤を確認する．
  - 薬品名と規格を確認する．
  - 簡易懸濁法適用の可否の判断．

2．器具の準備
- 注入器とカップまたは懸濁ボトルを準備する．

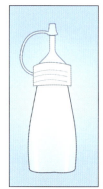
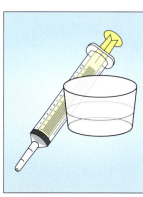

補足
ヒートから薬剤を取り出して扱うため，手指は十分に洗って清潔にしておく．

Point
抗がん剤投与の際には，手袋などを用意する．

コメント
介護者らが抗がん剤に曝露しないように手袋，マスクなど必要な準備をする．

② 温湯の準備

🔷 解　説

1．温湯の準備
- 約55℃の温湯を準備する．
  温湯の作り方は以下の方法がある．

  ◆ 保温温度60℃に設定できる湯沸かしポットを用いる．
  ◆ 湯沸かしポットのお湯と水道水の比率がおよそ2：1になるように入れる．

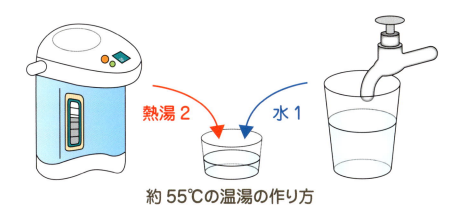

約55℃の温湯の作り方

補　足
水道水の温度は，環境によって変化するのであらかじめ確認しておく必要がある．

Point
温湯の温度は厳密に55℃である必要はない．温度が高いと安定性に問題が生じる薬剤がある．

コメント
55℃で，安定性に問題がある薬剤は簡易懸濁法に適さない．

③ 懸濁・混和（方法1）

手　順

① 薬剤をカップまたは水剤瓶に入れる．
② 温湯を入れてフタをする．
③ 5〜10分間放置する．
④ カップまたは水剤瓶を振とうする．

解　説

1．薬剤をカップまたは懸濁ボトルに入れる

- 1回に投与するすべての薬剤をカップまたは懸濁ボトルに入れる．

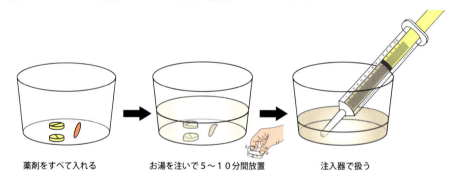

薬剤をすべて入れる　　お湯を注いで5〜10分間放置　　注入器で扱う

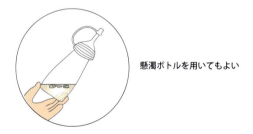

懸濁ボトルを用いてもよい

- 懸濁に時間がかかる薬剤やフィルムコーティング錠などは砕いて行うとよい．

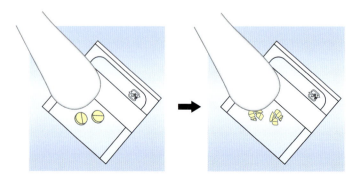

2．温湯を入れる

● 約 20 mL の温湯をカップに入れフタをする．

3．放置

● カップまたは水剤瓶にフタをした後，5～10 分間放置する．

◆ 10 分以内に薬剤が崩壊・懸濁していれば，10 分待たずに投与してよい．

4．振とうして懸濁させる

● 放置した後，振とうする．

◆ すべての薬剤が懸濁したら，投与準備は完了．

> **補 足**
> 振とうするタイミングは，
> 薬剤間の配合変化をできるだけ回避するため，投与直前に振とうさせる方がよい．温湯をカップまたは水剤瓶に入れてすぐに振とうさせると投与するまでの間に配合変化を起こすリスクが高くなるので避けた方がよい．

> **補 足**
> 懸濁ボトルを使用してもよい．

③ 懸濁・混和（方法2）

手 順

① 薬剤を注入器に入れる．
② 温湯を吸い取り，キャップをする．
③ 5〜10分間放置する．
④ 注入器を振り混ぜる．

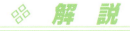

1．薬剤を注入器に入れる

● 1回に投与するすべての薬剤を注入器に入れる．

◆ 注入器に薬剤を入れた後，プランジャーをもどす．

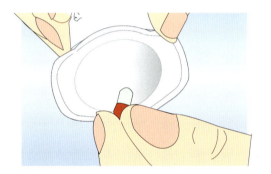

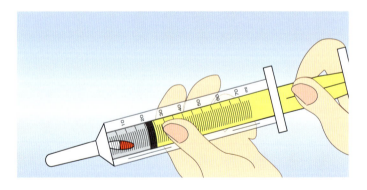

第 13 章　簡易懸濁法　　**151**

2．温湯を吸い取り，キャップをする

- 約 20 mL の温湯を注入器に吸い取り，キャップをする．

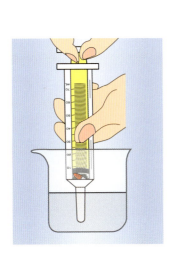
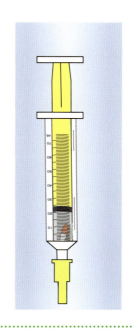

3．放置

- 注入器にキャップをした後，5〜10 分間放置する．

  ◆ 10 分以内に薬剤が崩壊・懸濁していれば，10 分待たずに投与してよい．
  ◆ 体温程度の温度になったことを確認してから投与する．

4．注入器を振り混ぜる

- 注入器を 180 度往復させてよく振り混ぜる．

  ◆ すべての薬剤が懸濁したら，投与準備は完了．

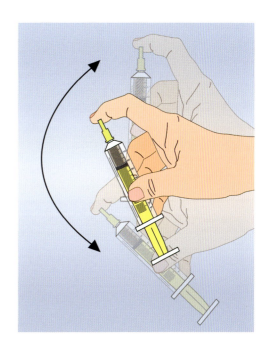

> **補　足**
>
> 振り混ぜるタイミングであるが，薬剤間の配合変化をできるだけ回避するため，投与直前に振り混ぜる方がよい．温湯を吸い取ってすぐに混ぜるとその間に配合変化を起こすリスクが高くなるので避けた方がよい．

> **Point**
>
> 2 種類以上ある場合，カプセルは先に詰まりやすいので錠剤を先に入れる．

④ 投与

●すべての薬剤が懸濁していることを確認して投与する．

◆チューブからの逆流に注意して投与する．
◆最後に注入器に20～30 mLの水を吸ってチューブに注入し，チューブ内に残った薬剤を完全に注入する．

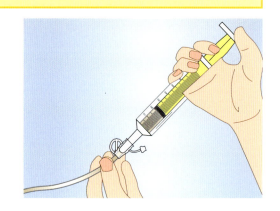

【患者応対（初回来局時）】

① 挨拶
② 受付・初来局の確認
③ 問診の目的を説明
④ 質問表の記載依頼
⑤ 回答内容の確認
⑥ クロージング

14. 患者応対（初回来局時）

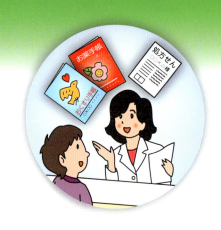

　薬局では，患者が初めて処方箋を持って来局したときなどに，質問表を利用した患者情報の収集・口頭でのインタビューやお薬手帳の啓発などを行っている．患者への応対は，薬剤師に対する第一印象，ひいてはその後の患者との信頼関係，コミュニケーションの良否に影響を与えるので，態度・身だしなみに細心の注意を払う．

患者応対の流れ

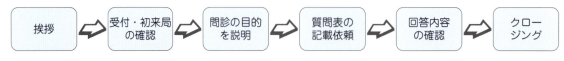

挨拶 ⇒ 受付・初来局の確認 ⇒ 問診の目的を説明 ⇒ 質問表の記載依頼 ⇒ 回答内容の確認 ⇒ クロージング

- □ 患者の来局時には挨拶をきちんと行う．
- □ 処方箋の基本的な記載事項を確認する．
- □ 薬局での問診の目的を説明し同意を得る．
- □ 口頭でのインタビュー時は，身だしなみ・態度・話し方に十分注意する．

事前学習 OSCEレベル	事前学習では，適宜質問表を用いてインタビューの練習を行うこともあるが，OSCEレベルでは，質問表を用いないで口頭でインタビューを行う．
実務実習 レベル	質問表を活用した情報収集と口頭での追加確認の練習を行う．

① 挨拶

● 患者が来局した際には，次の点に留意して挨拶する．

- ◆ 患者と視線を合わせる（アイコンタクト）．
- ◆ 笑顔を心がける．
- ◆ 明るく「おはようございます」，「こんにちは」などと声をかける．

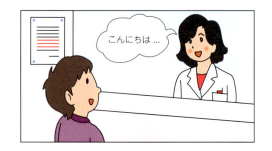

② 受付・初来局の確認

● 受付時には，下記のような処方箋の基本的な記載事項に漏れや誤りがないか確認する．
● 初めての来局か再来局かを確認する．

- ◆ 来局目的（処方箋調剤の依頼かそれ以外か）
- ◆ 本人の処方箋であるか
- ◆ 処方箋の使用期限
- ◆ 保険番号，処方医の署名＋押印の有無
- ◆ 麻薬処方箋の場合，必要事項の記載があるか

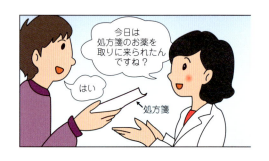

③　問診の目的を説明

● なぜ薬局で問診を行うのか，なぜそれが重要なのかについて，薬の適正使用や医療安全の観点からわかりやすく説明し，患者の理解と同意（協力）を得るよう心がける．

◆ 問診の目的・重要性をわかりやすく説明する．
◆ 患者の理解・同意（協力）を得る．

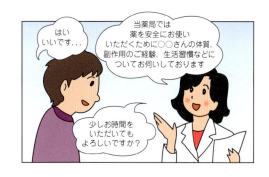

④　質問表の記載依頼

● 調剤薬を交付するまでの時間を活用して，質問表への記載を依頼する．

◆ 質問表と筆記用具を用意する．
◆ 質問表への記入を依頼する．

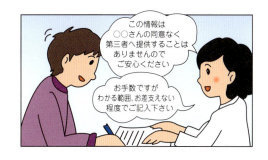

⑤　回答内容の確認

● 記載済みの質問表について確認すべき点がある場合は，口頭で患者にインタビューを行い，補足的な情報収集を行う．

◆ 患者呼び出しと氏名確認
◆ 自己紹介
◆ 患者の同意
◆ 必要な質問・確認

⑥　クロージング

● 質問表の記載，口頭でのインタビューなどがすべて終了したら，患者に何か気になる点や質問などがないか確認し，調剤が完了するまで待つように依頼する．

◆ 質問を受ける．
◆ 患者に不安や質問の有無を確認する．
◆ 薬が用意できるまで待つように依頼する．

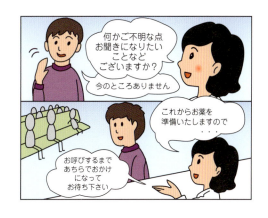

① 挨拶

手 順

① 患者と視線を合わせる（アイコンタクト）.
② 自然な笑顔を心がける.
③ 明るく「おはようございます」,「こんにちは」などと声をかける.

患者が来局した際の挨拶は，患者の薬局・薬剤師に対する第一印象を決定づけるので，明るく暖かい雰囲気を作り出すよう心がける.

Point
「いらっしゃいませ」は，患者との双方向の挨拶が難しいので避けたほうがよい.

解 説

1. 身だしなみ・態度

・清潔な白衣を着用する
・白衣の上に毛足の長い上着などは着用しない（冬など）
・長い髪はまとめ，派手な染髪はしない
・爪は短く切り，マニキュアはしない
・華美な化粧や香水，アクセサリーなどは控える
・名札を着用する
・明るい表情を心がける
・視線をちらちら動かさない

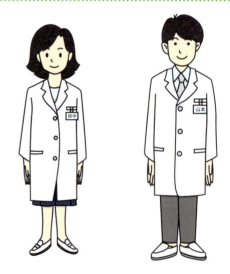

2. 言葉づかい

・専門用語や難しい表現は避け，平易な言葉を使ってわかりやすく，はっきり話すように心がける
（例：用法⇒飲み方（使い方），薬の作用機序⇒薬が効くしくみ，食間に⇒食後約30分経ってから，薬の相互作用⇒薬の飲み合わせ，内服薬⇒飲み薬，貼付薬⇒はり薬）

・適切なスピードや大きさで話す
（例：高齢者には大きめの声でゆっくり話す）

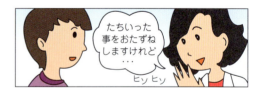

・患者への気遣いや配慮の気持ちを適宜言葉で表現する
（例：大丈夫ですか？　それは大変ですね….
　　　おつらいですね…）

・適切な敬語，丁寧語を用いる
（例：患者や医療関係者には敬語で接する）

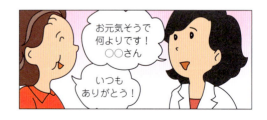

② 受付・初来局の確認

手　順

① 来局の目的を確認する．
② 本人の処方箋であるか確認する．
③ 処方箋の記載事項（法的事項を中心に）を確認する．
④ 初来局か再来局かを確認する．

受付は単なる処方箋の受け取りにとどまらず，処方ミスや調剤ミスの防止，医療安全の確保のために必要な患者情報の収集を含む大切な業務であると認識することが大切である．

Point
同姓同名の患者が他人の処方箋を持参する場合があるので注意が必要である．生年月日の確認により間違いを発見できることもある．

解　説

1．来局の目的確認

薬局には，処方箋調剤の依頼，一般用医薬品の購入，健康食品・衛生用品・介護用品などの購入，健康相談など，様々な目的で人が訪れるので，念のために確認の声かけを行う．

2．処方箋の記載事項を確認

受付時に詳細な処方監査を行うことは難しいが，処方箋の有効期限，法的な記載事項に漏れや誤りがないかを確認する．
- 患者氏名，年齢，性別，保険区分
- 処方箋交付年月日，使用期限（原則処方日を含め4日間）
- 保険医氏名の記載・押印（自著の場合押印は不要）
- 保険医療機関の所在地，名称
- 医薬品名，分量，用法，用量の記載　など

補　足
麻薬処方箋の場合，麻薬施用者番号，患者の住所の記載が必要

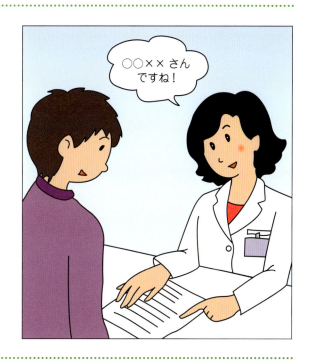

3．初来局か再来局かの確認

初来局の場合は，初回質問表を用いて，患者の基本情報を収集して薬歴簿を作成する．再来局の場合は，薬歴簿の検索・確認が必要になる．

③ 問診の目的を説明

手 順

① 問診の目的を説明する．
② 患者の理解と同意を得る．

薬局における問診の目的は，処方箋のみでは把握できない患者情報を収集することにより，個々の患者に応じた適切な調剤を行い，薬の安全かつ有効な使用を確保することである．

Point
質問表への記載を依頼したりインタビューを行ったりする前に，患者の同意・理解を得ることが大切である．

解 説

1. インフォームドコンセントとは

インフォームドコンセントは，「その患者に必要な，あるいは患者が知りたいすべての情報を公開することを前提とし，それらの内容を医師がわかりやすく説明することと，それらの正確な情報を患者が正しく理解したうえで，患者の自由意志に基づいて今後の治療方針を自己決定すること」を含む考え方である．

補 足
医師が行うインフォームドコンセントの内容
- 病状の説明と進行の見通し
- 検査や治療の目的・方法
- 推奨する治療方法とその根拠
- 現在進められている治療の成功率や予後の予測
- 治療のリスク（副作用や合併症など）
- 他の選択肢
など……

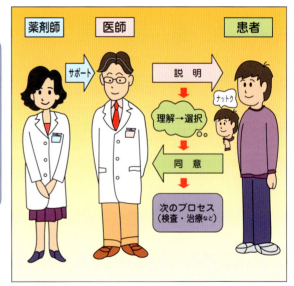

2. 薬剤師とインフォームドコンセントの関係

「医療法第1条の4第2項」は医療の担い手に対し，医療を提供するにあたって適切な説明を行い，医療を受ける者の理解を得るよう努めるべきことを規定している．薬剤師は，患者情報の把握に基づく的確な情報提供や服薬指導などを通して，薬物治療に関する医師と患者の信頼関係の構築，インフォームドコンセントの成立のために，医師と協力し患者を支援する立場にある．

④ 質問表の記載依頼

手 順

① 質問表と筆記用具を用意する.
② 質問表への記入を依頼する.

　患者に質問表を渡すときは，質問表を下敷き（またはバインダー）に挟み，筆記用具を添えて渡すなど，記載しやすいよう配慮する.

Point

手が不自由，あるいは，何らかの理由で記入が困難な患者に対しては，薬剤師が聞き取り，質問表の記入を代行する.

解 説（初回質問表のおもな内容）

- 職業（車の運転，高所作業，機械作業の有無）
- 既往歴
- 体質
- 他科受診の有無
- 併用薬の有無（処方薬，一般用医薬品）
- 健康食品・サプリメントの摂取有無
- アレルギー歴
- 副作用歴
- 嗜好品（お酒，タバコ，その他）
- 妊娠・授乳の有無（女性のみ）

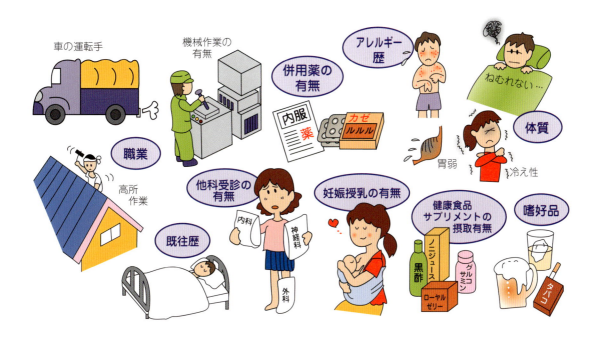

⑤ 回答内容の確認

手　順

① 患者を呼び氏名を確認する．
② 自己紹介する．
③ 患者の同意を得る．
④ 必要な質問・確認を行う．

　質問表への記入に対して，患者に手数をかけたこと，また協力に対する謝意を忘れずに，補足質問や記載内容の確認を行うよう心がける．

> **Point**
> 患者の状況に応じて着席を促す，または，プライバシー上問題がなければ，薬剤師の方から待合の席へ行くなどの配慮が必要である．

解　説

1．患者呼び出しと氏名の確認

◆ 必ずフルネームで呼び出し，患者の氏名を再度フルネームで確認する．　例：「○○◇◇さんですね」

2．自己紹介する

◆ 自分の立場と氏名をはっきり名乗る（姓だけでもよい）．例：「私は薬剤師（実習生）の◇◇△△と申します」

3．患者の同意を得る

◆ 質問表への記載事項の確認，未記入部分に関する質問を行うにあたり，患者への説明と同意を得る．
　例：「○○さんに適した調剤を行い，薬を安全にお使いいただくために，いくつかお尋ねしてもよろしいでしょうか」

4．必要な質問・確認を行う（質問例と着眼点）

> **Point**
> 尋問口調にならないように注意し，傾聴・共感する態度を心がける．

次の内容を確認し，「はい」の場合には，具体的な内容を確認し記録する．

第14章　患者応対（初回来局時）　161

質問例	質問の背景
今日はどうされましたか？…	・いつから症状が続いているかおよびその程度
以前何か大きな病気をされた事はありますか？（いいえ）	・禁忌，特定の背景を有する患者に注意を要する薬剤の有無，既往歴
花粉や植物などにアレルギーはありませんか？	・アレルゲンに由来した薬剤の有無
薬を飲んで具合が悪くなったことがありますか？	・副作用歴がある薬剤の有無
現在他の病院も受診していますか？（外科と….）	・重複投与や相互作用の潜在的リスク
現在サプリメント健康食品などを使っていますか？（青汁）	・食品と薬の相互作用
お酒は飲まれますか？	・アルコール摂取による影響を受ける薬剤の有無
車の運転高所での作業機械操作などされますか？	・薬の作用によるリスクへの注意喚起
現在妊娠あるいは授乳中ですか？	・薬剤の胎児への影響，母乳中への移行

⑥ クロージング

手 順

① 質問を受ける．
② 患者の不安の有無を聞く．
③ 着席を促す．

調剤に先がけて必要な患者情報の把握が終了したら，気になる点，不安な点などがないか患者に確認した後，薬の用意ができるまで待つように促す．

Point
処方内容からみて，調剤に時間がかかりそうな場合は，あらかじめその旨を伝えておく．

解 説

1．質問を受ける

◆ 薬剤師の質問に対して言い忘れたことがないか尋ねる．
　例：「何か言い忘れたことはございませんか」，「何か気になる点やお聞きになりたいことはございますか」

2．患者さんの不安の有無を聞く

◆ 患者の様子を鑑みながら気持ちを尋ねる．例：「何か不安に感じておられることはありますか」

3．着席を促す

◆ 調剤が完了するまで待つように依頼する．
　例：「これからお薬を用意いたしますので，お名前をお呼びするまで，おかけになってお待ち下さい」

補 足：聴く態度（傾聴）

	定義	備考	具体例
沈黙	熱心に耳を傾けているという姿勢を示したり，適当に会話の間合いをとることで，患者からの言葉を待ち，情報を引き出す方法	患者が言葉に詰まっているときなどに用いられることがある	
促進（あいづち，うなずき）	患者の話を遮ることなく，うなずいたりあいづちを打つことで話を続けることを促す方法	言葉で示す方法と態度で示す方法がある	
繰り返し	患者の言葉の大事な部分（多くは最後の方の言葉）を，1，2語そのまま繰り返す方法	患者が心情を吐露した後にうまく使うと，患者は自分の気持ちを共感してもらえたと感じ信頼が深まる	
明確化	患者が話した内容を別の言葉で言い換えたり，話したいと思っている内容をより明確にした形で表現する方法	これによって，患者は自分のことを理解してもらえたと感じ満足感を得られるが，患者の話を遮断することになるため，濫用しない	

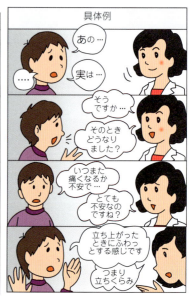

15

【患者応対（病棟）】

① 患者情報の収集
② 来室時の挨拶
③ 初回時の情報収集
④ 持参薬の調査
⑤ クロージング
⑥ 服薬指導方針の決定

15. 患者応対（病棟）

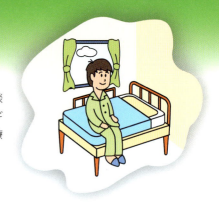

薬剤管理指導業務の最初の作業として，患者情報を収集する目的で初回面談を行う．入院時の初回面談では，既往歴や現病歴に加え，副作用歴，アレルギー歴，持参薬などの確認を行う．薬剤師による入院時の初回面談は，薬物治療を安全に行い，医薬品の適正使用を推進するうえで重要な業務である．

患者応対の流れ

患者情報の収集 ⇒ 来室時の挨拶 ⇒ 初回時の情報収集 ⇒ 持参薬の調査 ⇒ クロージング ⇒ 服薬指導方針の決定

- ☐ 初回面談の前に十分に患者情報を収集しておく．
- ☐ 面談時の質問事項はあらかじめチェックしておく．
- ☐ 面談前後の来室および退出の挨拶は毎回必ず行う．
- ☐ 面談時は，身だしなみ・態度・話し方に十分注意して行う．

事前学習 OSCE レベル	患者からの情報収集を中心に行う．その際，患者とのコミュニケーション能力が問われる．
実務実習 レベル	診療録などからの患者情報収集，医師・看護師との打ち合わせから初回面談後の服薬指導方針の決定までの一連の作業を行う．

① 患者情報の収集

● 診療録や看護記録などからその患者の薬物療法に必要な情報を収集する．

- ◆ 既往歴
- ◆ 薬歴
- ◆ アレルギー歴
- ◆ 副作用歴
- ◆ 検査データ

② 来室時の挨拶

● 入室時に患者に挨拶する際には，目線と表情に注意する．
● 来室の目的を簡単に説明し，同意を得る．

- ◆ 患者と視線を合わせる（アイコンタクト）．
- ◆ 明るく「失礼します」，「こんにちは」などと声をかけ挨拶する．

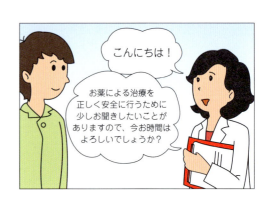

③ 初回時の情報収集

- 初回面談では，患者から聞き取り調査を行う．

  - 既往歴，合併症，アレルギー歴，副作用歴，薬剤服用歴，健康食品（摂取の有無），病気や薬に関する理解度，視力，手技力，聴力を含めた全体的な患者の理解力，職業，家庭状況など

  > **Point**
  > 尋問口調にならないように注意し，傾聴・共感する姿勢を心がける．

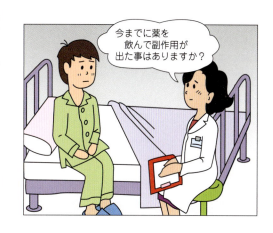

④ 持参薬の調査

- 入院患者との面談中に持参薬内容の確認を行う．

  - 現在使用中の処方薬だけでなく，OTC 薬や健康食品の確認も行う．

⑤ クロージング

- 面談などがすべて終了したら，クロージングを行う．

  - 聞きもらしがないか，また，患者が不安を持っていないか尋ねる．
    例：「ありがとうございました．何か不安に思っていることやお聞きになりたいことがございますか？」
  - 退室の挨拶を行う．
    例：「これで失礼します．ありがとうございました」

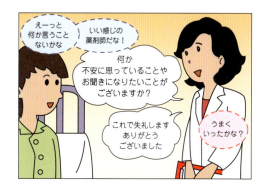

⑥ 服薬指導方針の決定

- 診療録や初回面談から得られた情報をまとめ，初回面談シートや服薬指導記録用紙などに記載し，次に問題点をリストアップし服薬指導方針を決定する．

  - 記録は他の薬剤師や医療スタッフが読むので，簡潔でわかりやすい文章を用いて記載するよう心がける．

① 患者情報の収集

手順

1．薬剤管理指導実施依頼箋交付の確認
- 薬剤管理指導業務は，主治医より薬剤管理指導実施依頼箋が提出されて開始される．また，この依頼箋は診療報酬の算定に必要である．
- 依頼内容；
① 自己管理導入，② 服薬全般の指導，③ 用法・用量などの服薬方法，④ 薬効・副作用・相互作用の説明，⑤ コンプライアンスの改善，⑥ 麻薬の説明，⑦ 退院指導など

2．患者情報の収集
- 患者から直接情報を聞き出す前に服薬指導に必要なこれらの情報を様々な方法で収集する．
- 患者情報システムとつながっている情報端末からの情報収集が可能な場合はそれらを活用する．
- 入院歴，病歴，投薬歴，検査結果，診療内容などを調べる．

収集項目
1) 身体的情報；年齢（生年月日），性別，身長，体重，妊娠・授乳の有無など

> **Point**
> ・身体的情報は，処方監査時の個人確認だけでなく，服薬指導においても必要となる．
> ・年齢は，用法・用量の確認，身体機能や理解力の推測にも役立つ．
> ・妊娠・授乳の有無は，催奇形性や乳児への薬物移行での薬物選択時に必要．

2) 生活習慣情報；職業，飲酒，喫煙，嗜好品，生活リズムなど
- これらの生活習慣は，医薬品の効果に影響する場合があるので注意が必要である．
- 入院患者では，これら生活習慣に制限を加えることがある．

3) 医学的情報；現在の病状，病歴，既往歴，副作用歴，アレルギー歴，他科受診など
- 医薬品を安全に使用する際の重要な情報となり，また，処方薬を決定する判断材料となる．

4) 薬学的情報；併用薬，健康食品・サプリメントなどの使用状況など
- これらは，薬物相互作用の防止に役立つ．

5) 患者状態；自・他覚症状，検査データ，バイタルサイン，その他
- 自覚症状は，看護記録等から収集するとともに，必要に応じて患者あるいは家族から聴取する．
- 検査データの内，薬物血中濃度モニタリングが必要な医薬品を使用している場合は血中濃度結果を収集する．
- その他として，水分制限，食事制限，心理状態，日常生活動作など．

> **補足**
>
> ▶ 情報収集の手段
> 【診療録】中心となる情報源であり，看護記録も含まれる．看護記録では患者観察記録により詳しい患者の状況がわかる．
> 【カンファレンス】医師の治療方針が確認できる．
> 【回診】医師による患者への説明を聞くことにより，医師の治療目的や副作用の説明が確認できる．
> 【医師との面談】入院時の状況，病態，重症度などの最新の情報が入手できる．
> 【看護師との面談】性格，理解力，順応性などの最新の情報が入手できる．
> 【データベース】患者情報システムとつながっている情報端末からの情報収集が可能な場合はそれらを活用する．入院歴，病歴，投薬歴，検査結果，診療内容などを調べられる．

> **補足**
>
> ▶ 診療録の主な記載内容
>
> ## 1. 医師法施行規則に定められている事項
> 1) 診療を受けた者の住所，氏名，性別及び年齢
> 2) 病名及び主要症状
> 3) 治療方法（処方及び処置）
> 4) 診療の年月日
>
> ## 2. 患者状態履歴情報
> 1) 主訴
> 2) 現病歴（現症）
> 3) 既往歴
> 4) 家族歴
> 5) 社会歴
>
> ## 3. 患者身体情報
> 1) 嗜好（喫煙・飲酒等）・アレルギー歴（花粉等のほか，アレルギー由来薬剤）
> 2) 現症・身体所見
> 3) 視診・聴診・触診による所見，反射・精神状態等
> 4) 検査（血液検査・画像検査等各種の検査結果や予約の状況）
>
> ## 4. 入院後患者情報
> 入院後経過・看護記録・治療方針

② 来室時の挨拶

手 順

① 挨拶（入室許可を含む）
② 自己紹介
③ 患者氏名の確認
④ 来室の目的と了解

初回の面談であるので，患者に緊張させないようにリラックスした雰囲気を作り出すことを念頭において行い，情報収集がスムーズにいくようにする．ここで患者の第一印象が決定づけられるので細心の注意と気配りが必要である．

解 説

1．挨拶（入室許可を含む）

- 適度のお辞儀をした後，挨拶の言葉をかける．

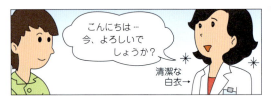

Point
身だしなみをチェックし，失礼のない簡潔な言葉で挨拶する．病室が相部屋の場合，周囲にも気を配る．

2．自己紹介

- 自分の立場（薬剤師，実習生など）と氏名を名乗る．

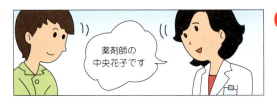

Point
薬剤師の場合，氏名は姓でもよいが，職種である薬剤師の名乗りは忘れないこと．

3．患者氏名の確認

- 患者の氏名を尋ねる．通常，敬称は「さん」を使用．

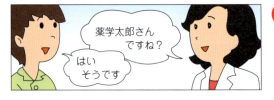

Point
必ずフルネームで患者の氏名を尋ねる．

4．来室の目的と了解

- 来室の目的を述べ，続けて口頭での同意を得る．

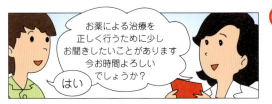

Point
患者に薬を安全に使用してもらうためのいくつかの質問をするのに数分間の時間が必要となる．

第15章 患者応対（病棟）　169

③ 初回時の情報収集

手　順

① 病状と症状の内容・経過を確認する．
② 現在までの医学的情報を確認する．
③ 現在の服薬状況を確認する．
④ 医薬品以外（健康食品やサプリメント）の摂取状況を確認する．

解　説

1．病状と症状の内容・経過を確認する

① 病状（入院理由）
② 症状の発生部位とその程度および時間経過

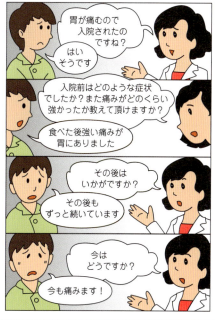

2．現在までの医学的情報を確認する

① 既往歴
② 花粉症や食物由来のアレルギー歴
③ 副作用歴
④ 現在，他の医療機関に受診しているか

コメント

▶ 「アレルギー」などの専門用語について説明を求められた場合，わかりやすく，具体的に説明する．

Point

副作用やアレルギー歴の確認では，その有無を単に聞くのではなく，「今までにお薬を飲んで皮膚が赤く腫れたり，痒みがあったり，吐き気など体調が悪くなったことはありますか」など具体的に聞き出す．

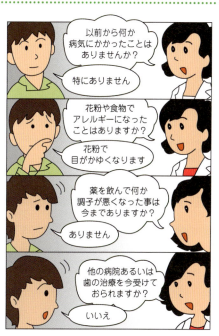

3. 現在の服薬状況を確認する

- 現在服用している医薬品

4. 医薬品以外（健康食品やサプリメント）の摂取状況を確認する

- 現在使用している健康食品やサプリメントがあるか
- 喫煙や飲酒の習慣の有無とその量

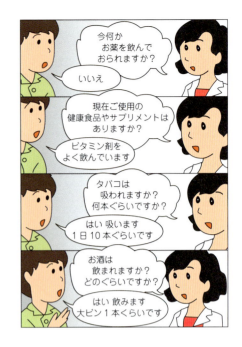

注意！

▶ 初回面談時での注意事項
- 初回面談なので患者にはできるだけ緊張させないようにリラックスした話し方で行う．
- 言葉づかいは丁寧に，わかりやすい言葉を使って行う．
- 患者の体調や気分を見ながら面談の継続が可能かを判断して行う．
- 初回面談が今後の服薬指導に影響することを常に心に留めておく．
- 聞きもらしがないようにその場でメモをとる．

補足

▶ 入院時に薬剤師が面談する利点
- より早期に面談する方が，患者の治療上の問題点が見つけやすく，個々の患者の薬剤管理指導計画がたてやすい
- 入院時から薬剤管理指導が実施でき，効果的な薬物治療ができる
- 患者に薬剤師も治療に関わっていることを知ってもらいやすい
- 患者とのコミュニケーションがとりやすい
- 医療チームの一員として他の医療スタッフとの意思疎通がとりやすい

補足

▶ 専門用語（薬剤関連用語）
- 服用，用法，頓用（頓服），内服，食間，遮光
- 後発品，OTC薬，サプリメント，特保
- 剤形，外用，点鼻薬，点耳薬，持続性薬剤，一包化
- アレルギー，発疹，疼痛，嘔吐，悪寒，副作用，合併症，併用禁忌，嚥下障害
- 処方医，疑義照会，お薬手帳，薬袋，添付文書，コンプライアンス，既往歴，服薬遵守
- 相互作用，作用機序，血中濃度，抗体，抗原

Point
患者には「文字」でなく「音」として聞こえる．専門用語はわかりやすい言葉に置き換えて患者に説明する．

④ 持参薬の調査

手 順

① 他施設からの情報を入手する．
② 患者から入院前の処方薬剤についての情報を入手する．
③ 持参薬を鑑別する．
④ 持参薬情報をフィードバックする．

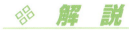解 説

1．他施設からの情報を入手する

- 他施設からの診療情報提供書やお薬手帳あるいは紹介状の記載内容の確認を行う．
- 有効期限を把握できる薬剤は有効期限を確認する．
- 吸入器などの専用器具を持参しているか確認する．

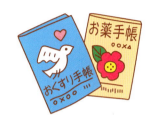

◆入院時持参薬情報
記載内容：薬剤名，規格，剤形，用法・用量，院内採用医薬品の有無，薬効，残数，副作用歴，アレルギー歴，OTC薬の有無，健康食品等の有無，連絡事項など

Point
初回面談後の病棟スタッフ（他の薬剤師，医師，看護師）への情報提供は，所定の持参薬表を作成して行うと便利である．なお，緊急の場合，口頭で行う．

2．患者から入院前の処方薬剤についての情報を入手する

- 入院前の処方薬剤に関する事項を可能な限り聞き出す．
  服用した薬剤で困ったこと，効き具合などの情報も聞き出す．

3．持参薬を鑑別する

- 一包化された薬剤などの判別がつかない場合は，患者が受診した他施設の医師や薬剤師，あるいは保険薬局の薬剤師に問い合わせて確認を行う．

補 足
▶ 持参薬調査の追加項目
医師だけでなく患者にも情報提供する．
・「術前中止の薬剤」；手術や外科的処置のために使用を中止するワルファリンや抗血小板薬などの薬剤が対象
・「アスピリンアレルギーの有無」
・「卵・牛乳アレルギーの禁忌薬剤」
・「緑内障禁忌薬剤」等

4．持参薬情報をフィードバックする

- 持参薬の情報を医師などにフィードバックし，継続有無の確認を行う．

⑤ クロージング

手 順

① 患者からの質問を受ける．
② 患者の不安を確認する．
③ 退室の挨拶をする．

Point
クロージングは，一方方向の面談になるのを防ぐ効果がある．

解説

1．患者からの質問を受ける

- 薬剤師の質問に対する追加発言あるいは言い忘れたことがないか聞き出す．

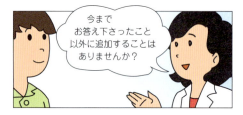

2．患者の不安を確認する

- 必要事項の質問だけでは患者の不安などがわからないので，患者の今の心情を聞き出す．

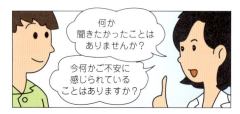

3．退室の挨拶をする

- 面談が終了したことを伝えるとともに，患者が気持ちよく面談を終えるのに必要である．言い忘れると患者に不快感を与えるだけでなく次回以降の服薬指導に影響する．

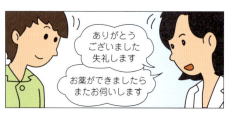

⑥ 服薬指導方針の決定

手 順

① 収集した患者情報や初回面談での情報をまとめ，文章化（データベース化）する．
② 患者が抱いている問題点を抽出し，そのリストを作成する．
③ 問題点ごとに目標を設定し，薬剤管理指導計画を策定する（薬剤管理指導記録作成準備）．
④ 医師，看護師などの医療スタッフとの打ち合わせ（情報の共有化）．
⑤ 服薬指導方針の決定，医師による投薬・注射指示．

解 説

1．収集した患者情報や初回面談での情報をまとめ，文章化（データベース化）する

● 薬歴あるいは薬剤管理指導記録簿に記入していく．

2．患者が抱いている問題点を抽出し，そのリストを作成する

> **補 足**
> ▶ リスト作成時の留意例
> ・臨床検査値に与える薬剤の影響を評価する
> ・薬剤の患者の症状の変化に与える影響について評価する
> ・持参薬との重複および薬物相互作用を注意する

3．問題点ごとに目標を設定し，薬剤管理指導計画を策定する（薬剤管理指導記録作成準備）

● リストアップされた問題点について，その解決のための薬剤管理指導計画を作成する．
● 初期計画は患者の病状により随時変更されていくことになる．
● 問題点を解決する方法に POS（Problem Oriented System：問題志向型システム）の活用がある．

4．医師，看護師などの医療スタッフとの打ち合わせ（情報の共有化）

● 患者への説明の統一性を図るために，事前の医師・看護師との十分な打ち合わせが必要となる．

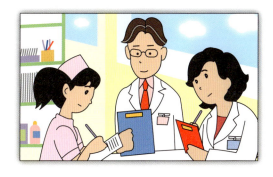
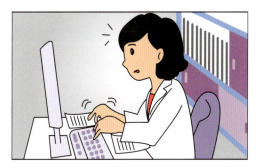

5. 服薬指導方針の決定，医師による投薬・注射指示

- 担当薬剤師は，収集した情報を活用して薬剤管理指導計画を立案する．
- 薬剤師の服薬指導方針を担当医師などに伝える．

注意事項
- 薬物評価に関わる医師との検討前に十分な文献調査等が必要となる
- 実現可能な具体的な対応策を提示する
- 患者への服薬指導の内容も医師と検討しておく

コメント
初回面談終了後，服薬指導方針を決定し，次回より薬剤交付を伴った服薬指導を行うことになる．

補足

Point: POS と SOAP の用語は病院実習ではよく使われるのでよく理解しておく

▶ **POS**
患者が持っている問題点を明確にし，その問題解決のために最高の患者ケアを目指して努力する一連の作業システムでチーム医療を機能させるコミュニケーションシステムである．
POS の構成：1) 情報の収集，2) 問題点の明確化，3) 初期計画，4) 実施・経過記録，5) 監査(見直し)
POS は，患者個々の問題点とそれに対する評価や今後の計画が記録されているので，適切な薬物療法と新たなアプローチが可能となる．

▶ **SOAP**
SOAP での記録方式は，情報が整理されて記録されているので読みやすく，そのため正確にまた迅速に伝達できる利点がある．初回面談で得られた情報からの問題点の立案や薬剤管理指導の記録は，SOAP 形式で作成する．
S (subjective data：主観的情報)　患者・家族からの情報（自覚症状，相談，訴え）
O (objective data：客観的情報)　医療スタッフから得られた情報（検査値，病状変化など）
A (assessment：評価)　S と O からの情報を基に，現在の治療効果や副作用などの評価
P (plan：計画)　A から出された問題点を解決するための科学的根拠に基づく具体的な計画

16

【薬剤交付(薬局)】

① 事前準備
② 患者呼び出し
③ 服薬指導の目的説明
④ 情報収集
⑤ 説明・指導
⑥ クロージング
参考　セルフメディケーションの支援

16. 薬剤交付（薬局）

患者に薬剤を交付する際には，その薬の効果が最大限に発揮され，かつ患者が正しく安全に薬を使用できるように，薬剤師が情報提供，説明，指導などを行う（これを「服薬指導」という）．薬局での服薬指導では，限られた時間の中で，いかに患者に安心感を与えつつ必要な情報をコンパクトに伝えるかがポイントである．しかし，薬剤師が一方的に話すのではなく，患者の様子や理解度に配慮し，不安や疑問に耳を傾けながら，それらの解消に努めるよう心がけることが重要である．

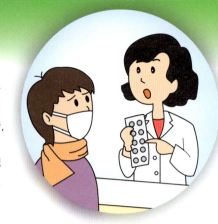

薬剤交付の流れ

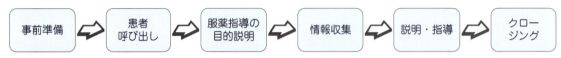

事前準備 ⇒ 患者呼び出し ⇒ 服薬指導の目的説明 ⇒ 情報収集 ⇒ 説明・指導 ⇒ クロージング

- ☐ 服薬指導に必要なものは事前に取り揃えておく．
- ☐ 患者の氏名は必ずフルネームで確認する．
- ☐ 一方的な説明にならないよう，傾聴・共感の態度を心がける．
- ☐ 医療安全の観点から，交付する薬剤は患者といっしょに確認する．

事前学習 OSCEレベル	事前学習，OSCEでは，薬袋，薬剤，薬剤情報提供文書（薬情）などを効果的に用いながら服薬指導を行う．
実務実習 レベル	薬歴，薬情，各種リーフレットなどを活用して情報提供・説明・指導の練習を行う．

① 事前準備

● あらかじめ質問表，薬歴などで患者情報を確認し，服薬指導に必要なものを用意しておく．

- ◆ 患者情報の確認
- ◆ 服薬指導に必要なものの取り揃え
- ◆ カウンター上への配置

② 患者呼び出し

● 同姓の患者が同時に待っている場合があるので，必ずフルネームで呼び出す．

- ◆ 患者の呼び出し
- ◆ 挨拶

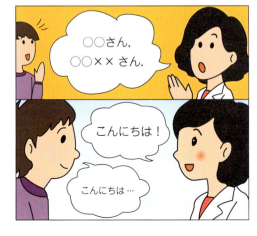

③ 服薬指導の目的説明

- まず軽く会釈し自己紹介する．
- 患者氏名を再確認し，服薬指導の目的を説明する．
- 一方的に説明を始めず，必ず患者の都合を確認し了解を得る．

　◆ 自己紹介する．
　◆ 患者氏名を再確認する．
　◆ 服薬指導の目的を説明し了解を得る．

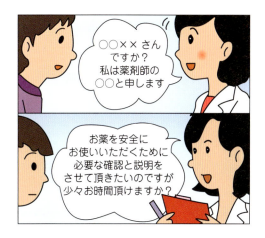

④ 情報収集

- 服薬指導の内容を，個々の患者ニーズに適合させるために，事項の確認や補足質問などを行い患者情報の収集に努める．

　◆ 症状や受診の経緯を確認する．
　◆ 症状の経過，体調変化を確認する．
　◆ 薬の服薬（使用）状況を確認する．
　◆ 副作用の発現有無を確認する．
　◆ 他科受診や併用薬の有無，健康食品，サプリメントなどの摂取有無を確認する．

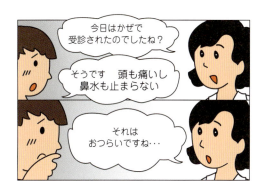

⑤ 説明・指導

- 患者の理解度や必要な情報を把握し，過不足なく情報提供するよう努める．
- 服用方法などが特殊で注意を要する，または患者が使用に難渋することが予想される場合には，説明書やデモ機を活用し，適宜手技を実践してもらうとよい．

　◆ 薬の内容について説明する．
　◆ 用法・用量について説明する．
　◆ 服用（使用）上の留意点について説明する．
　◆ 薬の保管・管理上の留意点について説明する．
　◆ 飲み（使用し）忘れ，過量服用したときの対処について説明する．
　◆ 副作用の初期症状とそれに気づいたときの対処について説明する．

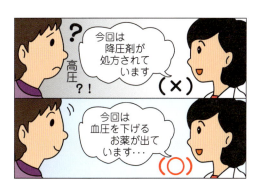

⑥ クロージング

- 薬剤師の説明・指導内容に関する疑問や知りたい内容，患者が気にかけていること，不安に感じていることなどを確認し，解消に努める．
- 体調変化や緊急の相談があるときの連絡先を伝えておく．

　◆ 質問を受ける．
　◆ 不安の有無を確認する．
　◆ 必要なものを患者に手渡し，挨拶する．

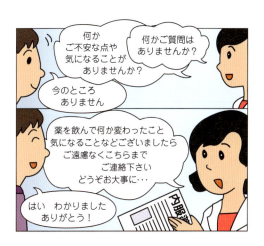

① 事前準備

手 順

① 患者情報を確認する．
② 服薬指導に必要なものを取り揃える．
③ カウンター上に必要なものを配置する．

服薬指導を行うにあたっては，患者の待ち時間短縮のためにも，要領よく説明・指導が行えるように，事前準備を行うことが大切である．

Point
服薬指導の参考資料として，添付文書や医薬品集などを身近においておくとよい．

解 説

1．患者情報の確認

◆初来局の患者の場合は質問表，再来局の患者の場合は薬歴に記載された情報をあらかじめ確認しておく．

補 足
再来局の患者の場合，以下の点に留意して薬歴情報を確認する．
＊今回から追加・変更された薬剤の有無
＊前回の指導内容
＊前回指導にあたった薬剤師からのコメント
＊前回記録された患者からの訴えや質問の内容

2．服薬指導に必要なものの取り揃え

◆次のようなものが考えられる．
・質問表（初回来局患者の場合），薬歴，処方箋，薬剤情報提供文書（薬情），お薬手帳，各種リーフレット類

3．カウンター上の配置

◆服薬指導を始める前に，あらかじめカウンター上に，薬袋，薬剤，薬情，その他指導文書などを，患者に向けて配置し，手元には処方箋，薬歴，お薬手帳などを揃えておくと，スムーズに服薬指導を行うことができる．

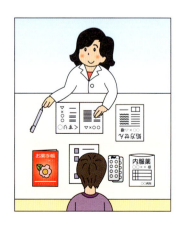

② 患者呼び出し

手　順

① 患者を呼び出す．
② 挨拶する．

薬局では，同姓同名の患者が同時に待っている場合があるので，患者を呼び出す際には，誤って他人の薬を渡すことがないよう，十分注意することが大切である．

Point
挨拶するときは，必ず「（大変）お待たせいたしました」と言葉を添える．

解　説

1．患者を呼び出す

◆ 患者を呼び出す場合は，必ずフルネームで呼び出す．例：「山田さん，山田花子さん」

2．挨拶

◆ 患者が来たら，軽く会釈し，「おはようございます」，「こんにちは」などと挨拶する．

Point
言葉の意味と準言語的コミュニケーションにギャップがあると，患者は薬剤師に対して不信感を抱いてしまう．

補　足

◆ 準言語的コミュニケーション
言葉によって伝えられるメッセージのうち，言葉の意味以外の要素を指す．
例：声の大きさ，高さ，話すスピード，抑揚，など…

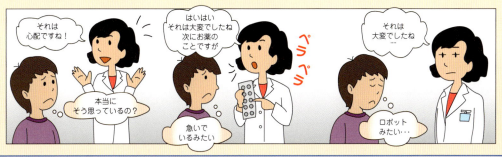

コメント

◆ 患者への感情面への配慮
患者の心配や苦痛などの感情面に対して，薬剤師が理解を示していることを言葉で表現することは，薬剤師と患者の良好な関係を築くうえで不可欠である．
例：「とてもお辛そうですね」，「それは大変です（でした）ね」（反映）
　　「そうお感じになるのは普通ですよ」（正当化）
　　「できる限りのことをしたいと思っています」（個人的支援）
　　「どうしたら忘れずに薬が飲めるか一緒に考えていきましょう」（協力関係）
　　「よくがんばってこられましたね」（尊重）

③ 服薬指導の目的説明

手順

① 自己紹介する．
② 患者氏名を再確認する．
③ 服薬指導の目的を説明し了解を得る．

　服薬指導は，患者が薬を安全に正しく使用するために必要な情報を提供したり，薬の使用方法を説明・指導したりすることに加えて，患者の疑問や不安を解消するために行う．

Point
患者が服薬指導を拒否したときには，書面を手渡すなど臨機応変に対応することが大切である．

解説

1．自己紹介
◆ 自分の立場と氏名をはっきりと名乗る．例：「私は薬剤師（実習生）の○○◇◇と申します」

2．患者氏名の再確認
◆ 患者の氏名を再度確認する．
　例：「△△◎◎さんですね」

Point
必ずフルネームで確認する．

3．服薬指導の目的説明と了解
◆ 患者が帰宅を急いでいる，気分がすぐれないなどの場合があるので，服薬指導の目的を患者に簡潔に，わかりやすく説明したうえで了解を得ることが大切である．
　例：「お薬を安全に正しくお使いいただくために必要な確認や説明をさせていただきたいのですが，少々お時間をいただけますか？」

補足

◆　非言語的コミュニケーション
　言葉以外の手段で伝わるメッセージで，コミュニケーションにおいて重要な役割を果たす．
　例：表情，視線，体の動き，など…

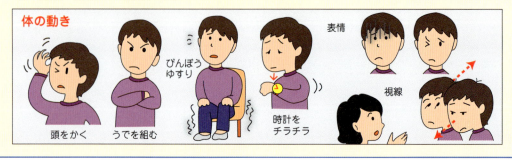

④ 情報収集

手　順

① 症状や受診の経緯を確認する．
② 症状の経過，体調の変化を確認する．
③ 薬の服薬（使用）状況を確認する．
④ 副作用の発現有無を確認する．
⑤ 他科受診や併用薬，健康食品，サプリメントの使用有無を確認する．

Point
来局日が予定日とずれて不規則な患者は，アドヒアランスが不良である可能性があるので特に注意して確認する．

　初来局時に質問表により患者情報を収集していても，時間の経過とともに患者の状況は変化する．処方日数が長期化する傾向にあるので，患者の来局時には，機会をとらえて情報を更新するよう努めることが大切である．

　解　説

1．症状や受診経過の確認

◆患者の症状や受診の経過を確認する．
　例：「今日はどのようなことで受診されましたか」

コメント
初来局の患者で質問表などに記載があるなど，事前に状況の把握ができている場合は，簡単な確認にとどめる．
　例：「かぜで受診されたのですね」

補　足
処方内容から判断して，病名や症状を詳しく聞くことが不適切と判断される場合，まずは患者の話や様子から状態を推し量るにとどめ，その後の対応について医師と相談しておくことが大切である．

2．症状の経過，体調変化の確認

◆再来局の患者には，症状の経過を確認する．
　例：「その後，体調はいかがですか」，「何か変わったことはありませんか」

3．薬の服用（使用）状況の確認

◆再来局の患者については，問題なく薬を正しく服用（使用）できているかを確認する．
　例：「薬が余ったり足りなくなったりしていませんか」，「薬は問題なく服用（使用）できていますか」

4．副作用の発現状況の確認

◆再来局の患者については，副作用の兆候がないかを確認する．
　例：「薬を飲んで（使って），具合が悪くなったことはありませんか」，「薬を飲んで（使って）何か気づいたことはありませんか」，「この薬を飲んで（使って），○○のような症状はでませんでしたか」

5．他科受診や併用薬，健康食品，サプリメントの使用有無の確認

　例：「現在，他の医療機関を受診されていますか」，「現在，他の病院で処方された薬，あるいは市販薬を使っていますか」，「現在，健康食品やサプリメントを使っていますか」

面接時の質問法

おもな質問法には次のようなものがあり，場面に応じて使い分ける．

質問法	内　容	具体例
ニュートラル　クエスチョン neutral question 中立的質問	◇答えが1つ 面接の始めに患者背景を尋ねるときなどに用いられる	ご職業はなんですか？ 普段は何時頃に夕食をとられますか？
オープンエンデッド　クエスチョン open-ended question 開放型質問	◇患者が自由に回答できる 1つの質問で様々な情報が得られ，患者の満足度にもつながる	今日はどのようなことで受診されたのですか？
クローズド　クエスチョン closed question 閉鎖型質問	◇患者が「YES」「NO」で回答できる 開放型質問だけでは足りない情報を補充する	お薬や食べ物などで発疹が出たり具合が悪くなったことはありますか？
フォーカスト　クエスチョン focused question 重点的質問	◇特定の話題について質問する 患者の訴えの曖昧な部分を明確にする	ご経験された，その副作用について，もう少し詳しく教えていただけますか？
マルチプル　チョイス　クエスチョン multiple choice question 多項目質問	◇あらかじめ示した選択肢から回答してもらう 患者の答えが要領を得ないときなどに用いられる	お薬をよく飲み忘れるのは朝ですか？それとも夜ですか？

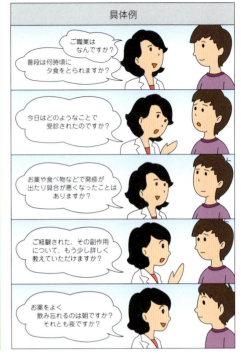

⑤ 説明・指導

手　順

① 薬の内容を説明する．
② 用法・用量を説明する．
③ 服用（使用）上の留意点を説明する．
④ 薬の保管・管理上の留意点を説明する．
⑤ 飲み（使用し）忘れ，過量服用したときの対処を説明する．
⑥ 副作用の初期症状とそれに気づいたときの対処を説明する．

Point
服薬指導時には，リスクマネジメントの観点から，調剤された薬の名前と数量を患者とともに確認することが大切である．

　服薬指導を行うときには，個々の患者の特性を把握したうえで柔軟に対応することが大切である．たとえば，高齢者に対しては大きな声でゆっくり，患者が理解するまで繰り返して指導を行う．また，妊婦・授乳婦に対しては，医師から患者への説明や指示の内容を確認したうえで指導を行うなどの配慮が必要である．

解　説

1．薬の内容の説明

◆実際に調剤した薬と薬情を患者に見せながら，薬の名前，服用（使用）目的（薬効）について説明・確認する．再来局の患者で，処方が変更・削除・追加されたときは，必ず確認する．
例：「今回，薬が（変更・削除・追加）になっていますが，先生から説明はありましたか」

コメント
服用目的や薬効を説明するときは，専門用語を使わずわかりやすい言葉を用いる．
例：×「今回は降圧剤が処方されています」
　　○「今回は血圧を下げる薬がでています」

補　足
薬剤師，患者双方が，何の目的で処方された薬なのかわからないときは，患者への対応を含めて医師に確認し，患者に適正な情報を伝えることが大切である．

2．用法・用量の説明

◆いつ，1回にどれだけ服用（使用）するのか説明する．おもな服用時点の標記とその意味は次のとおり．

服用時点	意　味
食前	食事のおよそ30分前
食直前	食事のすぐ前
食直後	食事のすぐ後
食後	食事後およそ30分以内
食間	食事の約2時間後
就寝前	寝るおよそ30分前まで
頓服	症状に応じて（定期的には使用しない）

3．服用（使用）上の注意点の説明

◆薬を服用（使用）するときの一般的な注意点に加え，特に留意すべき服用（使用）方法の薬については，必ず注意点を説明する．
　例：「必ず休薬期間を守ってください」（フルオロウラシル，メトトレキサート，エチドロン酸二ナトリウムなど）
　　　「かまずに飲んでください」（徐放性製剤，腸溶性コーティング剤など）
　　　「この薬を飲むと眠くなったり，ふらついたりすることがありますので，車の運転などはできるだけ避ける，あるいは十分ご注意下さい」
　　　（抗ヒスタミン剤など）

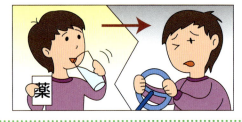

4．薬の保管・管理上の注意点の説明

◆薬によっては，湿度，光，温度などの影響を受けやすいものがあるので，一般的な説明に加え，保管場所や管理上の注意点を知らせておくことが大切である．
　例：「直射日光を避けて保管してください」，「冷蔵庫で保管してください」，「薬を凍結させないように気をつけてください」，「湿度の高い場所は避け，乾燥剤を入れた缶などに薬を入れて風通しのよい場所に保管してください」

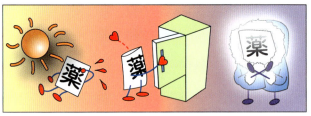

5．飲み（使用し）忘れ，過量服用したときの対処法の説明

◆患者が薬を服用（使用）し忘れたとき，または過量服用したときの対処は，疾患（病状），薬の種類，医師の指示などにより異なるので，個々の患者に適した指導を行うことが大切である．
　例：「飲み忘れに気づいたときは，そのときにすぐ飲んでください．ただし，次の服用時間が近い場合は飛ばしてください．決して2回分を同時に飲まないでください」
　　　「誤って2回分を一度に飲んでしまった場合は，すぐに医師または薬剤師に連絡してください」

> **Point**
> 特に，ジギタリス製剤，テオフィリン製剤などの有効域と中毒域が狭い薬や，フェニトイン，ワルファリン，インスリン製剤などは，用法・用量を正しく守るように伝える．

> **補足**
> 副作用
> ・「アナフィラキシーショック」，「悪性症候群」，「横紋筋融解症」など，患者の恐怖心をあおるような言葉は避ける
> ・患者が副作用の発現に気づくことができるよう，自覚できる初期症状を具体的に説明する
> ・初期症状に気づいたときの対処方法を伝えておく

⑥ クロージング

手　順

① 質問を受ける．
② 患者の不安の有無を聞く．
③ 必要なものを取り揃えて患者に手渡し，挨拶する．

Point
必ず連絡先を伝え，体調変化や相談したいことがあるときは遠慮なく連絡してもらうよう伝える．

服薬指導では，薬剤師からの一方的な説明で終わる可能性があるので，説明の終わりには，患者の不安や懸念などについて配慮することが大切である．

解　説

1．質問を受ける

◆ 薬剤師の服薬指導に関して聞きもらし，不明な点，疑問などがないかどうか確認する．
　例：「今までの説明で，聞きもらしやご不明な点などありませんか」，「何かご質問はありませんか」

2．患者の不安の有無を聞く

◆ 患者の様子を鑑みながら気持ちを尋ねる．例：「何か不安に感じておられることはありますか」

3．必要なものを取り揃えて患者に手渡し，挨拶する

◆ 薬，薬情，お薬手帳，各種リーフレット類などを取り揃えて患者に手渡し，最後に「お大事に」の言葉を添える．例：「薬を飲んで何か変わったこと，気になることなどがございましたら，ご遠慮なくこちらまでご連絡ください．それではどうぞお大事に」

	定　義	備　考
理解的態度（共感的態度）	患者の感情を共有し，相手の境遇を理解しようとする態度	大切な部分を繰り返すのも１つの方法
支持的態度	患者の感情を当然のこととして支持する態度	同情的な対応もこれに含まれる
調査的態度	より多くの情報や原因を究明しようとして細かいところまで質問しようとする態度	良好な薬剤師-患者関係ができていないと，患者は抵抗を感じる
評価的態度	患者の感じ方や考え方に対する評価を，医療者自身の基準で患者にすぐ伝える態度	患者は，このような態度に対して萎縮し，自分を理解してくれないと考えるので信頼関係を構築しにくくなる
解釈的態度	患者の訴えに対して一方的に理由をつけて解釈し，それを患者に知らせる態度	薬剤師が勝手に解釈して，時としてそれが誤っていることもあり，良好な信頼関係を築く妨げとなる
逃避的態度	患者の不安や訴えを受け止めることを避けようとする態度	忙しい場合でも，できる限り誠実に対応する

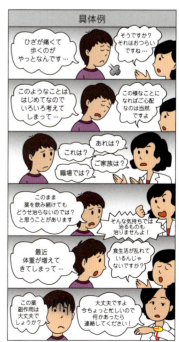

参考　セルフメディケーションの支援

　セルフメディケーションとは，自分自身の健康に責任を持ち，軽度な身体の不調は自分で手当することである【世界保健機関（WHO）による定義】．セルフメディケーションを支援するために，薬剤師は，薬局等を訪れた生活者が訴える症状に基づいて，最適なOTC（over the counter）医薬品（一般用医薬品等）を選択する，受診を勧める，養生法をアドバイスすることなどが求められている．

> **Point**
> OTC医薬品であっても，重篤な副作用を起こす危険性があるので，供給に際しては慎重な対応が必要である．

> **Point**
> 患者の症状によっては，OTC医薬品を販売せず，受診を勧めることが必要である．

手　順

1．相談者の来局
明るく挨拶して迎える．

2．相談者の確認
本人か家族かを確認する．

3．来局理由・症状の確認
　まず，相談者が何を求めて来局したのかを確認する．OTC医薬品を求めにきた場合は，どのような症状が，いつから続いているのかを詳しく尋ねる．

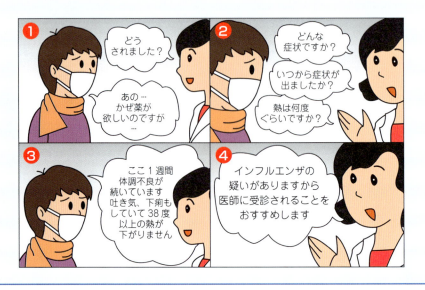

4. 患者情報の収集

基本情報（年齢，職業など），既往歴，基礎疾患，体質，アレルギー歴，副作用歴，薬剤服用状況，嗜好品，妊娠・授乳の有無など，適切なアドバイスを行うために必要な患者情報を収集する．

5. 提案

得られた情報を総合的に評価し，OTC 医薬品の使用，受診勧奨，サプリメントの使用などを含む生活指導，などから適宜選択して提案を行う．

OTC 医薬品を勧める場合

補 足

1. 適切な OTC 医薬品などを選択

OTC 医薬品の使用が妥当と判断したときは，相談者の症状の緩和に必要な成分を含有するものを選択する．場合によっては，同じ製品の継続使用の可否についても判断する．

例：2～3 日の服用で症状が改善しない場合は，受診を勧める（H_2 ブロッカー）

> **コメント**
> 胃腸薬，瀉下薬，鎮咳去痰薬などは，長期の連用が禁止されている．

2. 情報提供

OTC 医薬品は大きく「要指導医薬品」と「一般用医薬品」とに分類される．「要指導医薬品」は，必ず薬剤師が当該医薬品の使用者に対面で指導し，文書での情報提供を行った上で販売しなければならない．一般用医薬品にはリスクに応じた 3 つの区分があり，薬剤師等の専門家の関わり方や情報提供・相談体制は下記のとおりである．

一般用医薬品のリスク分類	対応する専門家	質問がなくとも行う情報提供	相談があった場合の対応
第一類：特にリスクが高い医薬品	薬剤師	義務	義務
第二類：リスクが比較的高い医薬品	薬剤師または登録販売者	努力義務	義務
第三類：リスクが比較的低い医薬品	薬剤師または登録販売者	法律上の規定なし	義務

3. モニタリング

OTC 医薬品販売後，相談があった場合はそれに対応する．

MEMO

17 【薬剤交付（病棟）】

① 薬歴の作成
② 薬剤の交付（服薬指導時）
③ 薬剤管理指導記録の記載
④ 他の医療スタッフへのフィードバック
⑤ 退院時の薬剤交付（退院時の服薬指導）

17. 薬剤交付（病棟）

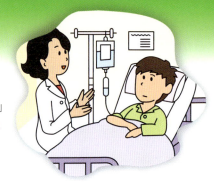

　病院での薬剤交付は，ベッドサイドで説明をしながら薬剤を手渡す．薬剤交付は，患者応対と同様に薬剤管理指導業務の1つで，「薬剤管理指導方針の決定」後の薬剤管理指導業務となる．この業務は，病院では入院患者を対象とした調剤，医薬品管理，医薬品情報管理，薬歴管理，服薬指導などの包括的業務である．

薬剤交付の流れ

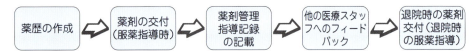

- □ この業務は患者および医療スタッフとのコミュニケーションと信頼関係が重要となる．
- □ 患者接遇の心得を常に忘れず実行する．

事前学習 OSCEレベル	事前学習，OSCEでは，ベッドサイドでの服薬指導（薬剤交付）を中心に行う．
実務実習レベル	服薬指導を中心に一連の薬剤管理指導業務の実習を行う．

① 薬歴の作成

- 患者の入院前の薬歴をカルテや初回面談で得られた患者情報から作成する．

記載事項
- 患者基本情報

② 薬剤の交付（服薬指導時）

- 患者と直接あって服薬指導を行うため，「挨拶・面談の目的」と「クロージング」は初回面談と同様に行う．
- 薬剤交付時に服薬指導を行う．

順序
① 挨拶・面談目的・入室の同意
② 薬剤交付
③ 服薬説明
④ クロージング

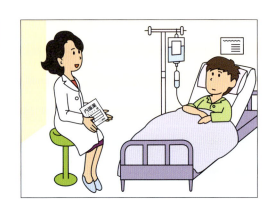

③ 薬剤管理指導記録の記載

- 薬剤管理指導業務では薬剤管理指導記録の作成が義務づけられている．

記載内容
- 患者基礎情報
- 薬学的管理の内容
- 患者への指導内容
- 相談事項など

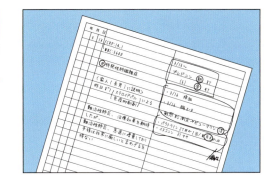

④ 他の医療スタッフへのフィードバック

- 医師や看護師に，服薬指導の内容や患者情報を伝える（フィードバック）．
- カルテなどの連絡簿へ記載する以外に直接口頭で報告する場合がある．
- 報告した内容も記録しておく．

伝達事項
- 患者の服薬状況
- 患者からの薬効・副作用などの質問への対応
- 薬物治療上の患者からの訴え，質問
- 副作用の出現
- 患者モニター結果等

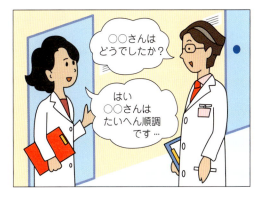

⑤ 退院時の薬剤交付（退院時の服薬指導）

- 退院後の服薬上の注意が指導の中心になる．
- 患者の自己管理が重要となるので十分時間をかけて説明する．必要によっては家族にも同席してもらう．

退院時指導の注意点
- 用法・用量の再確認
- 食事，運動，社会生活上の注意
- 保存方法
- 飲み忘れたときの対応
- 重篤な副作用と前駆症状等

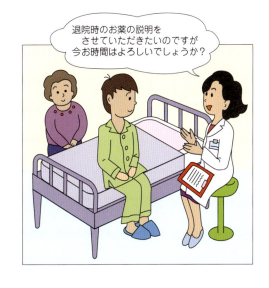

① 薬歴の作成

手 順

① 診療録（カルテ）より情報を入手する
② 看護記録（与薬台帳）から情報を入手する
③ 情報端末から情報を入手する
④ これらの入手情報を薬歴簿に記載する

Point
薬歴は，薬剤の服用歴の記載だけでない!!

薬歴は，患者の基本情報以外に今までに使用（服用）した薬剤の投与量・投与方法・投与期間などを一覧表にして記録したものである．必要に応じて，検査値，処置内容，臨床症状などを併記する．

解 説

1．診療録（カルテ）より情報を入手する

● 診療録（カルテ）から多くの患者情報が入手できる．

◆カルテの記載内容

> 患者氏名，生年月日，性別，入院年月日，診療録番号，主治医名，入院までの経過，投薬・注射歴，副作用歴，アレルギー歴，嗜好品，医師の入院時指示，日常生活動作（ADL），職業，生活習慣・生活リズムなど

2．看護記録（与薬台帳）から情報を入手する

● 病棟で看護師が記載した看護記録（与薬台帳）（看護師が患者に実際に渡した記録帳）を参考にして，最新の患者状態を把握する．

◆ 看護記録は，患者観察を詳しく知ることができる．
◆ 看護師の勤務交代時の申し送りも貴重な患者情報源である．

3．情報端末から情報を入手する

● 最近では，情報端末からカルテ情報，検査データ，看護記録などが入手できる．そのような施設ではそれらを活用する．

Point
カルテは主な情報源．そのため，カルテ用語や臨床検査値に習熟する必要がある．

◆ 電子カルテを導入している施設ではコンピュータ端末からもカルテが閲覧できる．

4．これらの入手情報を薬歴簿に記載する

● 患者の最新の薬物治療の状況が常に把握できるように記載する．
● 施設により手書きあるいはオーダリングシステムの入力方式により薬歴様式は異なる．

◆ 投薬内容が変更されている場合があるので，カルテ・看護記録の確認は怠らないように心がける．

第17章　薬剤交付（病棟）

② 薬剤の交付（服薬指導時）

手　順

① 挨拶・来室の目的を説明する
② 薬剤を交付（服薬指導）する
③ 退室時の挨拶をする

コメント

2回目以降の面談であるので，リラックスした話し方でこれから薬物治療を行っていく雰囲気を作り出し，患者からできるだけ多くの情報が得られるように，服薬指導をスムーズに行う．

解　説

1. 挨拶・来室の目的を説明する

● 来室の目的以外は，初回面談と基本的に同様に行う．
● 来室の目的が初回面談と異なる．

◆ 挨拶（入室許可を含む）→自己紹介→患者氏名の確認→来室の目的と了解

補　足

▶ ベッドサイドに持って行く物
  □ 診療録サマリー
  □ 初回インタビューシート
  □ 処方箋
  □ 調剤薬（注射薬除く）
  □ 薬剤情報提供文書
  □ 薬歴簿

2. 薬剤を交付（服薬指導時）する

● 初回面談で聞いている事項も再確認する．

[手順]
1. 入院前およびその後の病状の再確認を行う．
   ◆ 病状（入院理由）を聞く
   ◆ 現在の症状を聞く
2. 薬剤の交付および服薬指導
   ① 薬剤の入った薬袋および薬剤情報提供文書を患者に見せる
   ② 薬袋より薬剤を取り出し，患者に向けて処方の薬剤名を確認する
   ③ 各薬剤の薬効を説明する
   ④ 各薬剤の規格，数量，日数を患者と確認する
   ⑤ 薬袋の表示を指示しながら各薬剤の使用方法（用法・用量・服用方法）を説明する
   ⑥ 薬剤情報提供文書を患者に向けて，記載内容を説明する
   ⑦ 各薬剤を薬袋に戻し，患者に手渡す

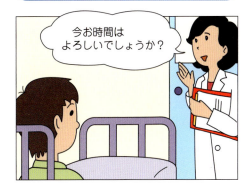

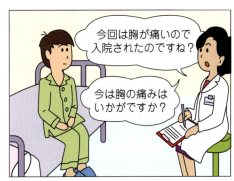

コメント

▶ 「前に話しましたがまた話さなければなりませんか」などと聞かれる場合があるので，丁重に聞き出す

3. 入院前の医学的情報の再確認
 ◆ 花粉症や食物由来のアレルギー歴を聞き再確認する
 ◆ 副作用歴を聞き再確認する
 ◆ これから使用する薬剤の副作用，警告・禁忌，相互作用，保管方法を説明する

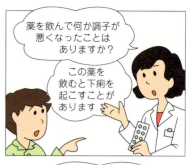

4. 医薬品以外の摂取状況の再確認
 ◆ 健康食品やサプリメントなどを使っているか聞く

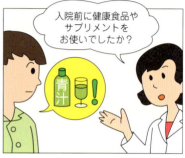

> **Point**
> 説明の最後に「お薬を使って具合が悪くなったときはお知らせください」と伝える．
> 妊婦・授乳婦，小児，高齢者などへの服薬指導において，配慮すべき事項を考えておく．

3．退室の挨拶をする

● 面談などがすべて終了したら，クロージングを行う．

 ◆ 例「ありがとうございました．今，不安になることやお聞きになりたいことがございますか？」
  →「何かありましたらご連絡ください．これで失礼します．」

> **補 足**
> ▶ 専門用語（薬剤関連用語）
> 患者には文字ではなく音として聞こえる．専門用語はわかりやすい言葉で置き換えて患者に説明する必要がある．
> ・服用，用法，頓用（頓服），内服，食間，遮光
> ・後発品，OTC薬，サプリメント，特保
> ・剤形，外用，点鼻薬，点耳薬，持続性薬剤，一包化
> ・アレルギー，発疹，疼痛，嘔吐，悪寒，副作用，合併症，併用禁忌，嚥下障害
> ・処方医，疑義照会，お薬手帳，薬袋，添付文書，コンプライアンス，既往歴，服薬遵守
> ・相互作用，作用機序，血中濃度，抗体，抗原
> ▶ 患者に使用上の説明が必要な製剤（眼軟膏，坐剤，吸入薬，自己注射等）の取扱い方法を説明する．

③ 薬剤管理指導記録の記載

解説

薬剤管理指導記録は，厚生労働省の定める薬剤管理指導料の算定のための施設基準で必須記載事項が定められている．しかし，その形式は決められていないので，各施設により異なる．

Point
記載にあたっては，主語と述語をはっきりさせわかりやすい簡潔な文章を心がける!!

1. 薬剤管理指導記録の記載事項

1) 患者氏名，生年月日，性別
2) 入院年月日，退院年月日
3) 診療録番号
4) 投薬・注射歴，副作用歴，アレルギー歴
5) 薬学的管理内容（重複投与，配合禁忌などに関する確認）
6) 患者への指導および患者からの相談事項（退院時を含む）
7) 投薬・指導等の実施日，記録の作成日
8) その他の事項

補足
▶ 「麻薬加算」での記載事項
　麻薬が加わった場合，薬剤管理指導記録の必須記載事項に追加して記載する
1. 麻薬にかかわる薬学的管理内容
2. 麻薬にかかわる患者への指導および患者からの相談事項
3. その他の麻薬にかかわる事項

2. 投薬歴の記載について

- 投薬歴の記録は，入院中に患者に投与された薬剤の把握，薬剤の適正使用を評価するのに用いる．そのため，投薬したすべての薬剤について記載する．

3. 患者指導後の記録について

- 指導記録の主要な部分であり，他の医療スタッフに情報が正確に伝わるようにして記載する．
- SOAP形式で記載するが，慣れないうちは患者と薬剤師との会話形式で記録してもよい．
- 患者の疑問と薬剤師の回答を明確に記載する．

補足
▶ オーダリングシステム
　紙面による記録作成が多いが，最近ではこれらの業務を電子化している病院も多い．重複投与/相互作用のチェックシステムやお薬説明文書（薬剤情報提供用紙）の自動作成機能を持つ．調剤業務と患者データを共有するシステムを採用して院内および薬剤部内がLAN（情報回線）でつながったオーダリングシステムを有する病院が多くなった．このシステムの導入により，記録作業の統一化と効率化が可能となった．さらに効率化するために，電子カルテなどの院内総合管理システムと連動している病院も見られる．

補足
▶ 交付後の処方内容の確認
・交付以後の薬学的管理（薬剤の投与量，投与方法，相互作用，重複投与，配合変化，配合禁忌等の確認）を行い，処方薬の妥当性を再確認する．
▶ ハイリスク薬・麻薬等への対応
・ハイリスク薬および麻薬等の処方について，その妥当性を確認し，投与される患者に対し薬学的管理を行うとともに患者からの相談にも応じる．

④ 他の医療スタッフへのフィードバック

解説

　基本的には，すべての医療スタッフに伝達し情報を共有するが，内容により最初に伝えるスタッフを決めるとその後の処置などが効率的になることが多い．伝達方法は，口頭や文書以外に最近では情報システムに入力して随時に見られる病院も多い．報告した内容についても記録しておく．

1．医師にフィードバックすべき情報

● 最初に医師に直接伝達すべき情報には，以下のものがある．

薬剤の適正使用に関する問題点	併用禁忌薬の発見，治療に影響する健康食品の発見，薬剤の誤使用，使用中止薬剤の連絡不徹底，手術前使用禁止薬剤の発見
診断・治療に関する事項	自覚症状の変化，治療に対する疑問・不安，検査に関する疑問・不安
薬剤情報に関する事項	緊急安全情報などの新情報の入手，治療方法の最新情報

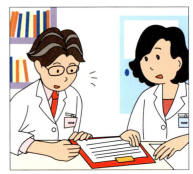

2．看護師を通じて医師にフィードバックすればよい情報

● 看護師を通じて医師に伝達すればよい情報には，おもに患者背景に関する事項がある．
　家族関係や家庭環境，既往歴などの新情報，見落としていた副作用やアレルギー歴など

3．看護師にフィードバックする情報

● 看護師にフィードバックする情報には，入院生活に関する事項がある．
　入院生活の疑問・不安，嗜好品を含む食事への問い合わせ，点滴や包帯の交換など

4．薬剤部（他の薬剤師）にフィードバックする情報

● 薬剤部（他の薬剤師）にフィードバックする情報には，調剤に関する事項がある．
　コンプライアンスの不良，剤形変更など

⑤ 退院時の薬剤交付（退院時の服薬指導）

手 順

① 挨拶・来室の目的を説明
② 薬剤交付（服薬指導時）
③ 退室時の挨拶
④ 退院時服薬指導書の発行

Point
患者は，退院後の薬剤服用では自己管理が必要となるので十分な指導を行う必要がある．

解 説

1．挨拶・来室の目的を説明

- 挨拶・来室の目的は，服薬指導と同様の順序で行う．来室の目的のみが異なる．
  - 挨拶（入室許可を含む）→自己紹介→患者氏名の確認→来室の目的と了解

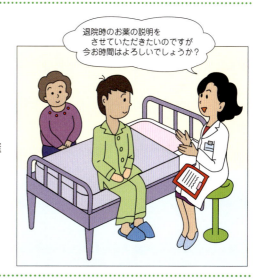

（吹き出し）退院時のお薬の説明をさせていただきたいのですが今お時間はよろしいでしょうか？

2．薬剤交付（退院時の服薬指導）

- 通常の薬剤交付（服薬指導時）と同様に行う．
  - 退院時にも薬が処方される場合が多いので，退院後の服薬方法，注意事項や保管方法を説明する．
  - 退院後の療養環境の変化に伴う市販薬の併用，タバコやアルコールなどの嗜好品や健康食品の摂取などの不安や問題点を説明する．

コメント
退院時服薬指導内容
・服用の意義，用法・用量の再確認
・食事，運動，社会生活との関係
・薬剤の外観の変更・保存方法
・飲み忘れの場合の対応
・伝えておくべき重篤な副作用とその前駆症状

3．退室時の挨拶

- 通常の薬剤交付（服薬指導時）と同様に行う．

4．退院時服薬指導書の発行

- 必要事項を退院時服薬指導書に記載し，調剤薬局を含む次の医療機関にその患者情報を提供する．

> **補足**
>
> ▶ 自己注射の手技指導
> インスリン製剤の自己注射の手技については，医師から導入時に指導が行われているが再確認のため，次の点について注射手技の説明を行う．
> インスリン製剤服薬指導時の注射手技などの確認事項
> ① 手洗い，② カートリッジのゴム栓の消毒，③ 各操作，④ 針の装着，⑤ 空打ち操作の確認，⑥ 注射部位の消毒，⑦ 注射後の消毒・揉まない事の確認，⑧ インスリンの交換時期

> **補足**
>
> ▶ 吸入薬の手技指導
> ・吸入効果は，吸入の手技に大きく左右されるのでその手技指導が必要となる．その際，吸入するときの呼吸リズムや薬剤を吸入するタイミングが重要となる．タイミングが悪いと口腔内に薬剤が付着し，副作用の原因となる．
> ・最初に薬剤師が実践して見せる．患者には，できるまで何度も確認する．吸入手技が困難な場合には，吸入補助器の使用を検討する．吸入薬は，薬効を理解し，正しい用法と用量で正しい吸入手技を習得して効果が発揮されるので，患者個々への指導が重要となる．
> ・吸入方法の説明前に，吸入薬には発作時に使うもの（気管支拡張剤（β-刺激剤））と毎日規則正しく使うもの（抗コリン剤と吸入ステロイド剤）の2種類の薬剤があることを伝える．
> ・吸入剤には，エアゾール製剤，ドライパウダー製剤および家庭用吸入器使用吸入剤がある．エアゾール製剤や家庭用吸入器は直接病院から患者に交付される．
>
> ▶ エアゾール製剤の説明指導
> 直接吸入する場合とアダプターを使用する場合がある．
> アダプター付き薬剤の場合，
> 1）アダプターをセットする
> 2）医師から指示された回数で内部に噴射する
> 3）息を十分吐いて口にくわえてゆっくり吸い込む．ステロイド吸入剤では，口腔カンジダ症予防に吸入後うがいをすることを指示する．
> 吸入液だけの場合，1回の使用量を計量カップで計り取ることを指示する．
> ドライパウダー製剤は，薬剤ごとに詳細な患者用説明書が添付されているので，この説明書で患者に使用手順を説明する．

> **Point**
>
> インスリンの自己注射や吸入薬製剤の使用法の指導は，薬効および副作用の軽減に非常に有益である．
> （第25，26章参照）

18

【医療従事者への情報提供 – 処方提案】

① 処方の評価と代替案の検討
② 医師への処方提案
③ 処方提案後のフォローアップ

18.医療従事者への情報提供 —処方提案

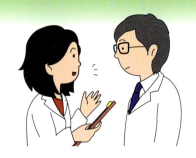

医療従事者への情報提供-処方提案では,「処方の評価と代替案の検討」「医師への処方提案」「処方提案後のフォローアップ」について学習する.「処方の評価と代替案の検討」では,薬学的分析力が必要であり,処方を評価したうえで選りすぐりの代替案を選択することが求められる.「医師への処方提案」では,提案内容を医師に的確にわかりやすく説明することが求められる.「処方提案後のフォローアップ」を行うことで,薬剤師の責任ある姿勢に対して患者や医療従事者から信頼を得ることにつながる.

本章では,薬剤師が処方内容を評価し,その後,病棟において担当医と対面して処方提案することを想定した.

医療従事者への情報提供 – 処方提案の流れ

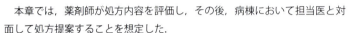

- □ 「処方の評価と代替案の検討」では,「医薬品の選択」および「用法・用量」について評価・検討する.
- □ 「医師への処方提案」では,コミュニケーションの基本をおさえて的確にわかりやすく説明する.
- □ 「処方提案後のフォローアップ」では,患者をフォローアップし,その状況を医師に伝える.

事前学習 OSCE レベル	処方提案の対象となる患者は,合併症が少なく,病態の安定した,シナリオ上の患者である.処方提案は模擬医師に対して行う.
実務実習 レベル	処方提案の対象となる患者は,多くの合併症があり,病態が変化する,実在の患者である.処方提案は医師に対して行う.

① 処方の評価と代替案の検討

● 医薬品特性,患者特性,ガイドラインを確認して,処方を評価し代替案を検討する.このとき,「医薬品の選択」および「用法・用量」について評価・検討する.

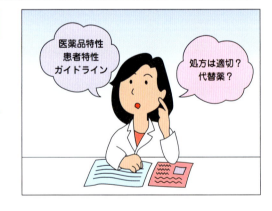

- ◆ 医薬品特性の確認
- ◆ 患者特性の確認
- ◆ ガイドラインの確認
- ◆ 処方の評価と代替案の検討

② 医師への処方提案

● 処方提案の根拠資料を準備したうえで，担当医に対面して処方提案する．コミュニケーションの基本をおさえて，担当医に的確にわかりやすく説明する．

◆ 準備物の確認
◆ 担当医に対面して処方提案

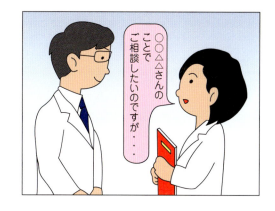

③ 処方提案後のフォローアップ

● 処方提案後は，患者をフォローアップし，フォローアップの状況を担当医に伝える．

◆ 患者のフォローアップ
◆ 担当医とのコミュニケーション

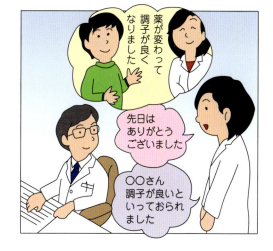

① 処方の評価と代替案の検討

手 順

① 医薬品特性の確認
② 患者特性の確認
③ ガイドラインの確認
④ 処方の評価と代替案の検討

医薬品特性，患者特性，ガイドラインをふまえて処方の適切性を評価し，代替案を検討する．

解 説

1．医薬品特性の確認

● 使用中および使用予定の医薬品（医療用医薬品，要指導医薬品，一般用医薬品）を把握し，各医薬品の特性を確認する．

◆ 現在使用中の医薬品（医療用医薬品，要指導医薬品，一般用医薬品）を，処方箋，薬歴，お薬手帳，および，患者や家族のインタビューなどで確認する．

コメント

累積投与量が副作用発現に関連する医薬品では，累積投与量についても確認する．
例：ドキソルビシン
　　　500 mg/m² を超えると心筋障害によるうっ血性心不全

◆ 使用予定の医薬品（医療用医薬品）を診療録などで確認する．
◆ 各医薬品の特性（適応症，用法・用量，警告，禁忌，慎重投与，肝代謝・腎排泄，薬物代謝酵素，副作用，相互作用，配合変化など）について，添付文書，インタビューフォームなどを用いて確認する．

Point

医薬品特性，患者特性の確認
↓
ガイドラインの確認
↓
処方の評価
↓
代替案の検討

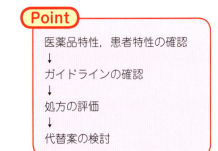

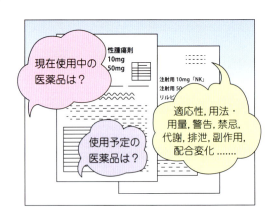

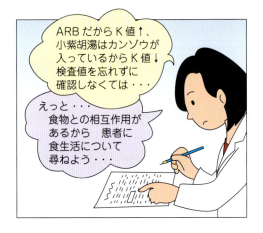

2．患者特性の確認

● 患者情報を収集し，患者特性をおさえる．

◆ 患者情報は，診療録，患者や家族のインタビュー，他職種との会話などから収集する．
◆ 年齢（乳幼児，小児，高齢者），身長・体重・BMI（やせ，肥満），嗜好品（喫煙，アルコールなど），健康食品，サプリメント，妊婦，産婦，授乳婦に関する情報を確認する．
◆ 症状（自覚，他覚）について確認する．
◆ 病名，合併症，既往歴，副作用歴，アレルギー歴について確認する．
◆ 副作用の発現状況（症状など）について確認する．

> **補 足**
>
> 医薬品との因果の関連性は以下の場合に強まるので，これらをスコア化する Naranjo アルゴリズムなどが副作用評価に用いられる．
> ・時間依存性（時間的関連性あり）
> ・用量反応性（用量反応性あり）
> ・再現性（中止で軽減・消失，再開で再発・悪化）
> ・類似性（既に同様な・類似の報告あり）

◆ 腎機能（クレアチニンクリアランス，eGFR など），肝機能（AST，ALT，T-BiL など），アルブミン値について確認する．

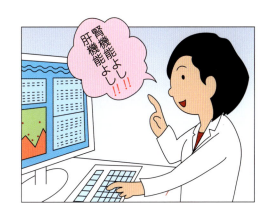

◆ 検査値異常（白血球数，ヘモグロビン，カリウム値など）について確認する．

> **コメント**
>
> 検査値異常の場合は，経過についても確認する（上昇傾向か・下降傾向か，急激か・穏やかか）．

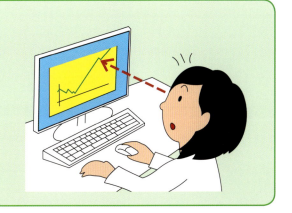

- 医薬品に特異的な検査項目があるので注意する（たとえば，ワルファリン投与時のPT-INR，ゲフィチニブ投与予定者のEGFR遺伝子変異検査，TNF阻害剤投与予定者の結核検査）．

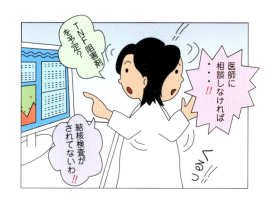

- 特定薬剤治療管理料の対象薬剤の場合は，薬物血中濃度について確認する．

> **補足**
>
> 特定薬剤治療管理料の対象薬剤
> 　　ジギタリス製剤，抗てんかん剤，ハロペリドール，ブロムペリドール，リチウム，テオフィリン製剤，不整脈用剤，抗生物質（アミノ配糖体，グリコペプチド系，トリアゾール系），サリチル酸製剤，免疫抑制剤，メトトレキサート，イマチニブ，エベロリムス

- 服薬アドヒアランスの程度を確認し，ノンアドヒアランスの理由について分析する．
- 患者の好み（剤形や使用感など）について確認する．
- 後発医薬品への変更希望について確認する．
- 薬物代謝酵素の遺伝子多型について確認する．

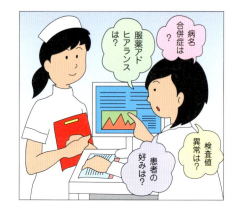

3．ガイドラインの確認

● 医薬品特性と患者特性をふまえて，関連するガイドラインを確認する．

◆ 最適使用推進ガイドラインの有無と内容を確認する．
◆ 診療ガイドラインの有無と内容を確認する．

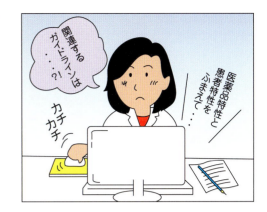

補足

2つのタイプのガイドラインがある．
1. 最適使用推進ガイドライン
　　厚生労働省が作成したガイドラインで，革新的医薬品を真に必要な患者に提供するために医薬品使用の最適化を図ることが目的．保険適用されるすべての患者が対象．患者の選択基準や使用可能な医師・医療機関等の要件などが示されている．平成29年2月発出のニボルマブ製剤およびペムブロリズマブ製剤（非小細胞肺がんおよび悪性黒色腫）に関するものが最初．PMDAのホームページで確認できる．
2. 診療ガイドライン
　　学会などが作成した診療指針（診療の目安）で，最新の研究成果に基づいて質の高い診療を行うことが目的．強制ではないため，すべての患者に適用されるものではない．推奨度をA（強く推奨）〜D（行わないことを推奨）で示されることが多い．学会やMindsのホームページなどで確認できる．

4．処方の評価と代替案の検討

● 医薬品特性，患者特性，ガイドラインをふまえて，処方を評価する．処方の評価は，「医薬品の選択」および「用法・用量」の点から行う．適切性を評価するとともに代替案について検討する．

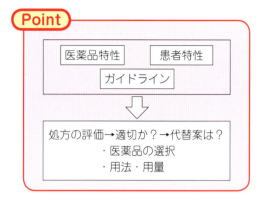

◆「医薬品の選択」は適切か？代替案は何か？
◆ 必要最小限の医薬品が選択されているか？
◆ 同種同効薬の中で，有効性，安全性，経済性に優れた医薬品が選択されているか？
◆ 患者の腎機能，肝機能などに適した医薬品が選択されているか？
◆ 相互作用に配慮した医薬品が選択されているか？
◆ 副作用に配慮した医薬品が選択されているか？
◆ 服薬アドヒアランスや患者の好みに配慮した，剤形や医療機器などが選択されているか？
◆「用法・用量」は適切か？代替案は何か？
◆ 患者の腎機能，肝機能などに適した用法・用量か？
◆ 相互作用に配慮した用法・用量か？
◆ 副作用に配慮した用法・用量か？

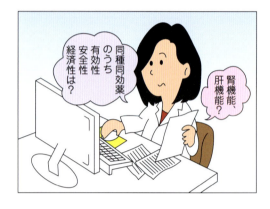

コメント

用法では以下について評価
・投与スケジュール
・投与期間や休薬期間
・投与経路
・投与時間や投与速度

◆ 代替案が複数ある場合は，順序や場合分けについて検討する．

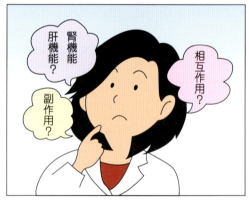

② 医師への処方提案

手　順

① 準備物の確認
② 担当医に対面して処方提案

　ここでは，病棟担当の薬剤師が担当医に対面して処方提案することを想定．準備物を確認したうえで担当医に処方提案する．

解　説

1．準備物の確認

- 処方提案の根拠資料を準備する．根拠資料は説得力ある提案を行ううえで欠かせない．

  - 処方提案の根拠資料（添付文書，ガイドライン，論文など）を準備する．処方提案時に質問を受けることもあるので，質問対応用の資料も準備する．
  - 患者情報（たとえば，検査値の変化）はわかりやすくまとめておく．
  - 処方提案内容はメモして，担当医に配付できるようにしておく．

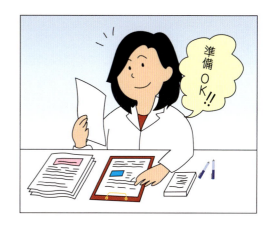

2．担当医に対面して処方提案

- コミュニケーションの基本をふまえて，処方提案内容を，担当医に的確にわかりやすく説明する．

  - コミュニケーションの基本（声の大きさ，話すスピード，言葉づかい，あいづちや返事，姿勢・ふるまい，アイコンタクトなど）に注意する．
  - 処方提案内容を的確にわかりやすく説明する．
  - 勘違いや理解違いなく，互いの情報が正しく伝わるように，「情報の根拠を説明する」「情報を補足・追加する」「不明点を確認する」「復唱する」ことが大切である．

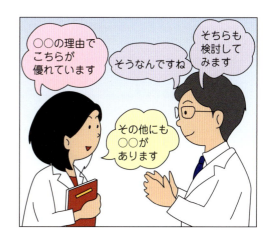

1. 挨拶

① 挨拶
　例「こんにちは」
② 自己紹介
　例「薬剤師の『実習生の』◇◇（□□）（フルネームもしくは姓）と申します」

Point
(1) 薬剤師（薬剤部，薬剤科など）
(2) 自分の名前（フルネームもしくは姓）
(3) 学生の場合は「実習生の」

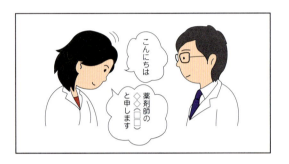

③ 担当医の確認
　例「○○○○○先生（フルネーム）でいらっしゃいますか？」
④ 会話の目的
　例「◇◇××さん（フルネーム）の薬のことで相談したいのですが」

Point
担当医氏名（フルネーム）

Point
患者氏名（フルネーム）

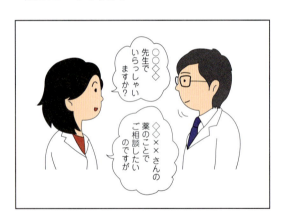

⑤ 担当医の都合を確認
　例「お時間をいただいてもよろしいでしょうか？」

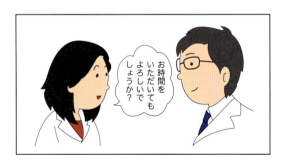

2. 患者情報の提供

① 患者情報の説明

例「◇◇××さん（フルネーム）を本日午前中に訪ねて，アドエアディスカスの吸入状況について尋ねたところ，『うまく吸えているか不安である』とのことでした」

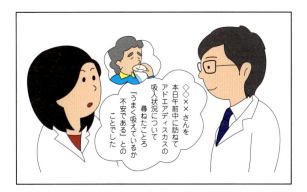

Point
- (1) 患者氏名（フルネーム）
- (2) 患者情報
  - ⅰ）いつの時点のものか
  - ⅱ）源・出所
  - ⅲ）内容（過不足なく的確に）

コメント
- ・患者の病状や症状は変化するため，いつの時点の患者情報であるかを明確に説明する．
- ・患者情報の源・出所として，
  - ・患者や家族に対するインタビュー
  - ・診療録，看護記録，薬剤管理指導記録，薬歴

  などがある．
- ・患者情報の内容が症状の場合は，症状の程度や性状，開始時期，持続期間などを明確に説明する．

② 担当医の返答・質問に対応

例（医師）「ディスカストレーナーで吸入状況を確認しましたか？」
（薬剤師）「はい，2度，確認しましたが音は鳴らず，吸い込む力が弱いようです」
（医師）「そうですか．熱が少しあってしんどそうですし年齢的にも吸入は難しいかもしれませんね．どうすればよいでしょうか？」

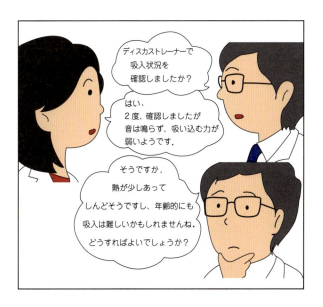

3. 処方提案

① 処方提案

例（薬剤師）「『指導薬剤師と相談したのですが,』エアゾルへの変更はいかがでしょうか？エアゾルの方が吸い込む力の弱い方には適しています．スペーサを付けることで吸うタイミングの難しさを解消することも可能です．アドエア50エアゾル1回2吸入，1日2回がよいと思います」

例（医師）「エアゾルですね．では，アドエア50エアゾルを1本，1回2吸入，1日2回にして，スペーサ付きの吸入に変更するようにします」

Point
(1) 簡潔に，処方提案の概略
(2) 次に，処方提案の具体的内容
　ⅰ）薬剤名
　ⅱ）用法・用量
　ⅲ）提案理由
(3) 学生の場合は,「指導薬剤師と相談した」ことを言う

コメント
　口頭に加えて，提案内容を記載したメモを担当医に配付すると，提案内容が正確に伝わるだけでなく，医師が後で処方する際に間違わずに処方できる．

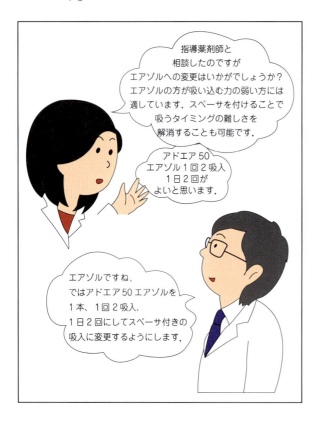

② 担当医の返答を復唱し，同意取得
　例（薬剤師）「アドエア50エアゾルを1本，1回2吸入，1日2回，スペーサ付きの吸入で間違いありませんか？」
　例（医師）「はい，そちらに変更します．吸入指導をお願いできますか？」

> **Point**
> 学生の場合は，「指導薬剤師に伝える」ことを言う

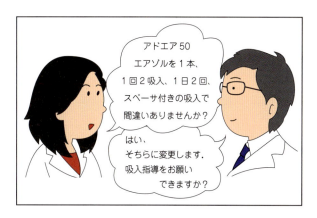

③ 担当医からの依頼がある場合は，依頼の復唱
　例（薬剤師）「わかりました．吸入指導ですね．『指導薬剤師にその旨を伝えます．』」
　例（医師）「お願いします」

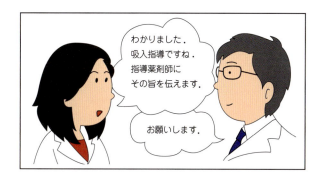

4．クロージング

① 締めくくりの挨拶
　例（薬剤師）「お忙しいなか，ありがとうございました」

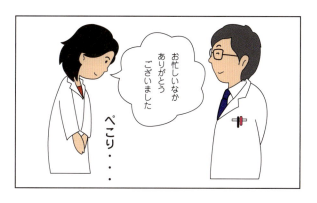

③ 処方提案後のフォローアップ

手 順

① 患者のフォローアップ
② 担当医とのコミュニケーション

処方提案後は，患者をフォローアップし，フォローアップの状況を担当医に伝える．

 解 説

1．患者のフォローアップ

● 処方の変更・追加により，薬物治療上の有効性，安全性，経済性が改善されているか，患者の訴えや満足度が改善されているかをフォローアップする．

◆ 処方の変更・追加を，診療録や処方箋で確認する．
◆ 処方の変更・追加により，患者の症状（自覚・他覚）や検査値，また，患者の訴えや満足度などが改善されているかについて，患者インタビューや診療録などを通して確認する．

Point
処方提案後に患者をフォローアップし，その状況を担当医に伝えることは，患者や医師と良好な関係を構築・維持するうえで大切．

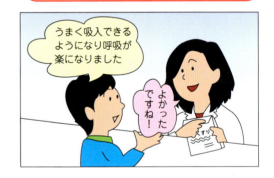

2．担当医とのコミュニケーション

● 担当医に，処方提案の受け入れ・検討のお礼を述べて，患者フォローアップの状況を伝える．

◆ 担当医に，処方提案の受け入れ・検討のお礼を述べて，処方の変更・追加後の患者の状態を伝える．
◆ 担当医に直接会って伝えるのが望ましいが，担当医に会えない場合は電子カルテの連絡ツール，メール，電話などを使って伝える．

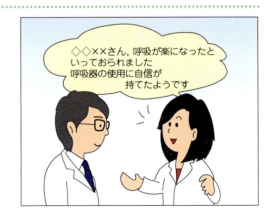

19 【血圧測定】

① 血圧測定の準備をする
② 上腕動脈を適切に触診する
③ マンシェットを適切に巻く
④ 聴診器を適切な位置に当て，適切に取り扱う
⑤ マンシェットの内圧を適切に上げ下げする
⑥ 血圧の所見（最高と最低血圧値）を述べる

19.血圧測定

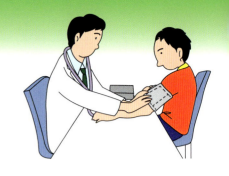

　血圧は主に心臓のポンプ力と血管の機能を反映しており，バイタルサインの1つとして極めて重要である．血圧は，時間や測定環境，測定状況など，様々な要因で変動する．また，正しい測定方法でない場合，正確な血圧値は得られない．正しく測定し，血圧の変化を記録する必要がある．

血圧測定の流れ

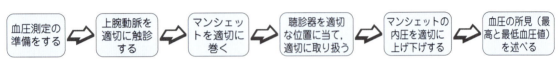

- ☐ 患者の同意を必ず得る．
- ☐ 正しい測定方法で行う．
- ☐ 血圧は時間や測定環境などの要因で変動することを理解しておく．

事前学習 OSCEレベル	事前学習，OSCEでは，手際よく上腕動脈をさがしだし，マンシェットを巻き，適切にマンシェットの加圧と減圧を行い，血圧測定を行う．
実務実習 レベル	定期的に血圧測定を行い，長期的データ比較により患者の状態を把握する．

① 血圧測定の準備をする

- 血圧計を準備し，枕または支持台に，十分露出した上腕をさしだしてもらう．

  - 血圧測定に必要なものを取り揃えておく．
  - 血圧測定を行うことについての同意を得る．
  - 普段の血圧を確認する．
  - 肘が曲がらないように固定する．

② 上腕動脈を適切に触診する

- 触診して上腕動脈の位置を確認する．

  - 触診により上腕動脈の位置を確認し，マンシェットを巻く位置，聴診器を当てる位置を決める．

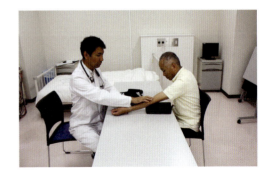

第 19 章 血圧測定 215

③ マンシェットを適切に巻く

● ゴム嚢の中央を上腕動脈上に置き,マンシェットを腕に巻く.

◆ マンシェットの巻く位置は,下端と肘窩との間隔を約 2 cm あける.
◆ マンシェットと腕の間に指が 1〜2 本入る余裕をもって巻く.

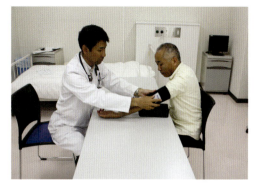

④ 聴診器を適切な位置に当て,適切に取り扱う

● 聴診器を肘窩上腕動脈上に置く.

◆ 聴診器は,マンシェットの下に挟んでも挟まなくてもよい.
◆ イヤーピースを外耳道の方向にあわせて装着し,チェストピースの膜型を適切に当てる.
◆ 聴診器を安定させるために,力んで押さえつけすぎないようにする.

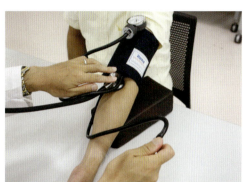

⑤ マンシェットの内圧を適切に上げ下げする

● マンシェットの内圧を適切に上げ下げする.

◆ あらかじめ触診法で脈がふれなくなる圧を確認しておく.
◆ 触診法で脈がふれなくなった圧より 20〜30 mmHg 上まで内圧を上げる.
◆ 加圧が強すぎないか,気分が悪くなったりしていないかを確認する.
◆ 減圧の速度は,概ね 2 mmHg/秒程度で下げる.
◆ コロトコフ音が出現する圧と消失する圧を確認する.

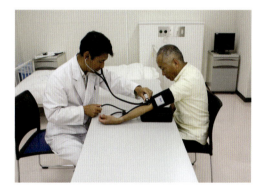

⑥ 血圧の所見(最高と最低血圧値)を述べる

● 値を正確に読み取る.

◆ 収縮期血圧(最高血圧)・拡張期血圧(最低血圧)の順に述べる.
◆ 値を,事前に確認した通常の値と比較する.

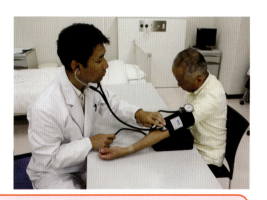

> **Point**
>
> コロトコフ音は,マンシェットの加圧により途絶した血流が,マンシェットの加圧が減少することにより再開した際に起こる音なので,マンシェットの加圧以外の圧を腕にかけないようにすることを心がける必要がある.くれぐれも,コロトコフ音を聞きたい一心で,聴診器を腕に押し付けたりしないようにすること.

① 血圧測定の準備をする

手 順

① 血圧測定に必要なものを取り揃える．
② 血圧測定の同意を得る．
③ 普段の血圧の値を確認する．
④ 測定部位（上腕）が心臓の高さ（乳頭の位置）になるようにする．

　血圧は，直前の身体や精神状態の影響を受ける．イライラしていたり，緊張していたりしては，正確な血圧値を知ることができない．血圧測定の前に，1～2分の安静時間を設け，楽な姿勢で座り，5～6回深呼吸するなどリラックスした状態で測定することが大切である．

解　説

1．血圧測定に必要なものを取り揃える

● 血圧計，聴診器，血圧測定用腕枕，支持台，秒針のある時計を準備する．

◆ 血圧計には，アネロイド型血圧計（上腕式血圧計）を使用する（水銀式血圧計も可）．
◆ 聴診器は，ダブル型，シングル型のいずれでもよい．
◆ リラックスして着席してもらう．

補 足

　血圧計には，アネロイド型血圧計，水銀式血圧計，電子式血圧計などがあるが，ここでは，アネロイド型血圧計を用いて，触診法と聴診法により血圧測定を行う．
　また，近年医療用でも頻繁に用いられるようになってきている電子式血圧計には，上腕式血圧計，指式血圧計，手首式血圧計など測定部位の異なるものもある．

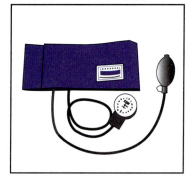
アネロイド型血圧計

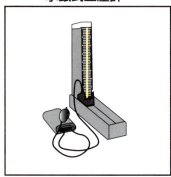
水銀式血圧計

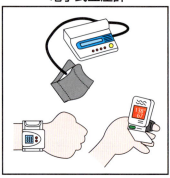
電子式血圧計

2．血圧測定の同意を得る

● 血圧測定を行う旨の同意を得る．

◆ 「血圧を測定させていただけますか」と声かけを行い，同意を得る．
◆ 同意を得られたら，以後，「袖をまくってください」，「肘を軽く曲げてください」，「力を抜いてください」，「腕の下に台・枕を置かせてください」と指示を行う．上腕が心臓の高さになるようにする．

3．普段の血圧の値を確認する

● 患者情報を確認する．

◆ 「血圧は普段どれくらいですか」と普段の血圧を確認する．

> **Point**
> 血圧は長期的なデータの比較にこそ意味がある．1日のうちで最も安定した状態が保てる時間帯を選んで，毎日できるだけ同じ時刻に測定することが大切である．

4．測定部位（上腕）が心臓の高さ（乳頭の位置）になるようにする

● 上腕が心臓の高さになるようにする．

◆ 上腕が心臓の高さになるように血圧測定用腕枕や支持台を使用して調節する．
◆ 腕を体幹に平行にした状態では，腕を体幹と直角にした状態に比べて，収縮期血圧，拡張期血圧のいずれも高い測定値となる．それは，立位，仰臥位と姿勢にかかわらず同様である．

血圧の正しい測り方

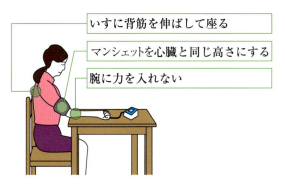

- いすに背筋を伸ばして座る
- マンシェットを心臓と同じ高さにする
- 腕に力を入れない

> **コメント**
> 正確な血圧を測定する条件として，患者がリラックスしていること，尿意・便意のないこと，できるだけ毎回同じ時間帯に測定すること，極端に寒すぎたり暑すぎたりしない部屋で測定することが大切である．

② 上腕動脈を適切に触診する

手 順

① 上腕動脈を触診により確認する．

解 説

1．上腕動脈を触診により確認する

● 手のひらを上にして腕をピンと伸ばして，腕の真ん中辺りの割れ目を触診する．

◆ 肘関節のくぼみのやや小指側に，太い筋肉の腱がある．これが上腕二頭筋腱で，上腕動脈はこの腱の小指側に沿うように走行している．上腕二頭筋腱がわかったら，今度はその腱を小指側から親指側によるようにして，腱の裏側を探っていくと上腕動脈に触れることができる．

◆ 一般的には上腕（上腕動脈）で測定するが，上腕に怪我をしている場合や輸液などのラインがあり測定できない場合は，前腕で測定することもできる．ベッド上であれば大腿（膝窩動脈で聴診）や下腿（足背動脈で聴診）での測定もできるが，下肢で測定する場合は，上腕よりもやや数値が高く測定されるので要注意．

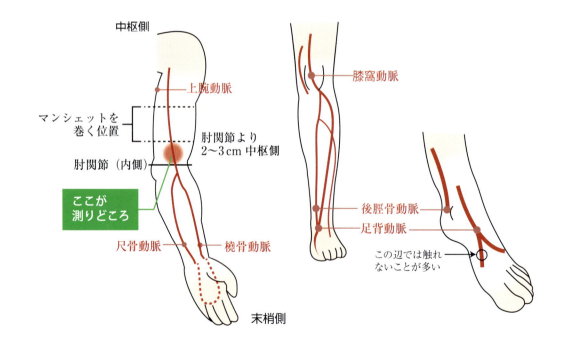

③ マンシェットを適切に巻く

手 順

① 上腕にマンシェットを巻く．
② マンシェットと腕の間に指が1～2本入る余裕をもって巻く．

マンシェットが正確に巻けているか否かによって，測定値が大きく変化するため，正確な位置に，いつも同じ程度の余裕を持ってマンシェットを巻けるようにすることが大切である．

解 説

1．上腕にマンシェットを巻く

● マンシェットは肘から1～2cm上のところに巻く．

◆ ゴム嚢の中心を上腕動脈の上に当て，そのまま左掌で押さえる．
◆ 右手でマンシェットをまわし，マジックテープ部分を合わせる．
このとき，多少のずれは気にする必要はない．

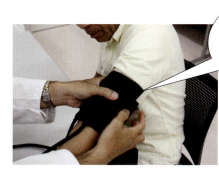

マンシェットの**ふくらむ部分**がじかに動脈に当たるようにおいて

2．マンシェットと腕の間に指が1～2本入る余裕をもって巻く

● 巻き具合は，だいたい指が1～2本入るくらい．

◆ このとき緩すぎたりきつすぎたりすると血圧値が大きく変わってくるので注意が必要．

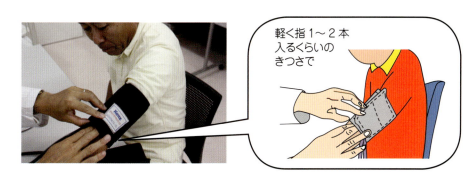

軽く指1～2本入るくらいのきつさで

補足

マンシェットは様々な大きさのものがあるので，患者に合わせてベストなサイズを選択する必要がある．上腕の2/3の大きさのものがよいとされているが，患者がやせ過ぎていたり逆に太っている場合にはマジックテープがうまくとまらなくなることがあるので，そのような場合にはサイズの変更が必要である．

誤差要因	血圧測定値の変化
マンシェットが大きすぎる	上がる ↑
マンシェットが小さすぎる	下がる ↓
マンシェットが緩い	上がる ↑
マンシェットがきつい	収縮期は変化なし．拡張期は下がる ↓
測定部位が心臓より高い	下がる ↓
測定部位が心臓より低い	上がる ↑
減圧速度が速すぎる	収縮期は下がる ↓　　拡張期は上がる ↑

Point

正しいマンシェットの巻き方

1. 素肌か薄手の肌着の上に巻く
   マンシェットは，素肌か薄手の肌着の上に，すき間ができないようにぴったりと巻く．セーターなど厚手の服は，腕まくりをせずに脱いでから測定する．

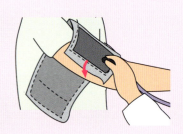

2. エアチューブは手のひら側
   エアチューブを手のひら側にして，腕の中心にくるように位置を調整する．

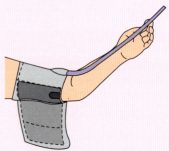

3. マンシェットを巻く位置
   マンシェットが肘の関節部にかからないように，肘の内側のくぼみから1～2 cm上に巻く．

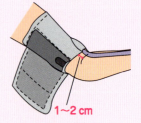

④ 聴診器を適切な位置に当て，適切に取り扱う

手 順

① 触診により上腕動脈の触れを感じた位置に聴診器を当てる．
② 聴診器を固定する．
③ イヤーピースを外耳道の方向にあわせて装着する．

聴診器を上腕動脈の上に正確に置き，コロトコフ音の鳴り初めと消失を正確に把握することが大切である．

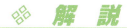

1．触診により上腕動脈の触れを感じた位置に聴診器を当てる

- 触診により上腕動脈の触れを感じた位置に聴診器を当てる．

  - 聴診器を当てる位置が，上腕動脈から大きくずれていると，コロトコフ音の確認が大変難しくなるので，できる限り正確に上腕動脈の上に聴診器を当てる．
  - チェストピースは，膜型を使用する

2．聴診器を固定する

- 血圧測定中に聴診器がずれたりしないように固定する．

  - 聴診器の固定は，マンシェットの下に挟んでも挟まなくてもよい．

> **Point**
> 聴診器を安定させるために聴診器を強く上から押さえつけないように注意する．聴診器を強く押さえつけすぎると，コロトコフ音を正確に聴取することができなくなるので注意が必要．

3．イヤーピースを外耳道の方向にあわせて装着する

- イヤーピースの入り方によって全く聞こえなくなることがあるので注意する．

  - イヤーピースを外耳道の方向にあわせて装着する．

⑤ マンシェットの内圧を適切に上げ下げする

手 順

① あらかじめ触診法で脈が触れなくなる圧を確認.
② あらかじめ確認した収縮期血圧より 20〜30 mmHg 上まで内圧を上げる.
③ 加圧による不快感がないか確認する.
④ 2 mmHg/秒程度の速度で減圧する.

　加圧しすぎたり，加圧が不足することがないように適切な加圧を行うことが大切である．また，適切な減圧速度に調節することも，正確な血圧測定には大切である．

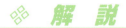

1. あらかじめ触診法で脈が触れなくなる圧を確認

● 触診法により，脈が触れなくなる圧を確認し，加圧の目安とすることが望ましい．

　◆ 橈骨動脈に軽く手を添え，マンシェットに加圧し，脈が触れなくなったところからさらに 20 mmHg 加圧する．
　マンシェットのエアーを脈が再度触れるまで抜く．脈が触れたときの値が，収縮期血圧となる．

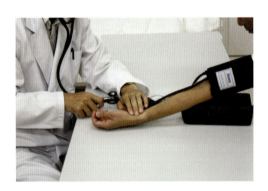

2. あらかじめ確認した収縮期血圧より 20〜30 mmHg 上まで内圧を上げる

● 触診法により脈が触れなくなる圧を確認するか，あらかじめ患者から普段の収縮期血圧を確認し，その値より 20〜30 mmHg 上まで内圧を上げる．

　◆ 聴診器を左手で安定させ，右手でゴム球を持ち，ゴム球（送気球）のバルブが「閉」になっていることを確認して，あらかじめ確認した収縮期血圧より 20〜30 mmHg 上までマンシェットの内圧を上げる．

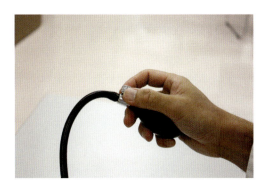
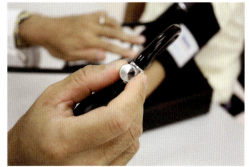

3．加圧による不快感がないか確認する

● マンシェットの加圧により，気分が悪くなる患者もいるので，体調の変化に注意する．

◆ 高齢者や体調の悪い患者は，マンシェットの加圧により，気分が悪くなる場合があるので，体調の変化に注意する．
◆ マンシェットを加圧しながら，「きつくないですか？」，「気分は悪くないですか？」など，口頭で患者の体調の変化を確認する．

4．2 mmHg/秒程度の速度で減圧する

● ゴム球のダイヤルを人差し指と親指で操作し，適切な速度で減圧する．

◆ ゴム球（送気球）のバルブを人差し指と親指で持ち「わずかに緩める→再び閉じる」という操作を繰り返し，2 mmHg/秒程度（1 心拍あたり 2 mmHg 程度）で，空気を少しずつ抜く．
◆ マンシェットに十分な加圧を行い血流を止めた後，マンシェットの空気を徐々に抜いていくと，血流が再開する．血流が再開したとき，「トントン」という血管音が聞こえ始める．この音が聞こえたら，その時点が「収縮期血圧（最高血圧）」となる．さらに空気を抜いていくと，「トン，トン，トン」という音から雑音が混じったような「ザーザー」という音になっていき，やがて音はなくなる．音が聞こえなくなったら，その時点が「拡張期血圧（最低血圧）」となる．このときに聞こえる血管音が，「コロトコフ音」である．
◆ 最初にコロトコフ音が聞こえた時点が収縮期血圧（最高血圧）で，音が聞こえなくなった時点が拡張期血圧（最低血圧）となる．

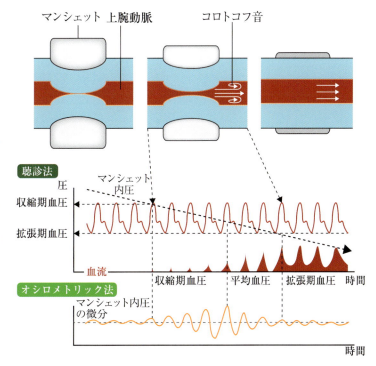

⑥ 血圧の所見（最高と最低血圧値）を述べる

手　順

① 収縮期血圧（最高血圧）を正確に読み取る．
② 拡張期血圧（最低血圧）を正確に読み取る．
③ 収縮期血圧・拡張期血圧の順に述べる．

解　説

1．収縮期血圧（最高血圧）を正確に読み取る

● コロトコフ音が聞こえ始めたときの圧力計の値をすばやく正確に読み取る．

◆ コロトコフ音が聞こえ始める圧が「収縮期血圧（最高血圧）」である．

2．拡張期血圧（最低血圧）を正確に読み取る

● コロトコフ音が聞こえなくなったときの圧力計の値をすばやく正確に読み取る．

◆ コロトコフ音が消失するか，著しく減弱したときの圧が「拡張期（最低血圧）血圧」である

3．収縮期血圧・拡張期血圧の順に述べる

● 収縮期血圧・拡張期血圧の順に正確に測定値を述べる．

◆ 収縮期血圧・拡張期血圧の順に述べる．単位は mmHg である．
◆ 測定値は，事前に把握している普段の患者の血圧と大きく異ならないことが望ましい．

補足

高血圧の基準は、世界保健機関（WHO）などで定めた基準もあるが、日本では日本高血圧学会の「高血圧治療ガイドライン 2014」が基準とされている。

ガイドラインにおける血圧の正常値は、収縮期血圧 129 mmHg、拡張期血圧 84 mmHg 未満とされている。

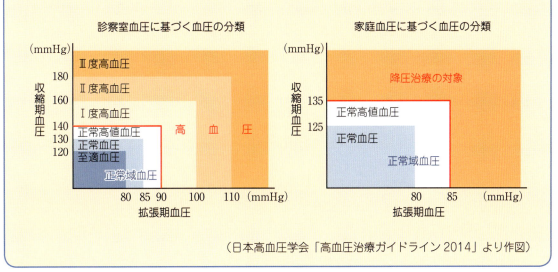

（日本高血圧学会「高血圧治療ガイドライン 2014」より作図）

コメント

血圧測定を行う際の禁忌事項
- 乳がんでリンパ節郭清を受けた患者の患側で血圧測定をしてはいけない。リンパ液の還流が悪くなり、患側上肢はリンパ浮腫を起こしやすくなる。そのため、マンシェットによる加圧のため上腕神経が圧迫され、上肢のしびれや麻痺、うっ滞などの循環障害が起こる恐れがある。
- 麻痺がある患者の麻痺側で原則として血圧測定をしてはいけない。麻痺側は、末梢の循環が悪く静脈血・組織液がうっ滞しやすい状況にある。血管の狭窄はなくても、運動量が少なく循環血液量の低下がみられることで、健側よりも低く測定される可能性がある。しかし、最近の研究結果から健側で点滴をしているような場合は、麻痺側で測定してもかまわないとされている。
- シャント造設をしている側の上肢から血圧測定を行ってはいけない。シャントの血流が保たれ、詰まらせないようするためには、「閉塞・狭窄」「感染」「出血」を予防するために、シャント側での血圧測定を行ってはいけない。

Point

消防庁プロトコールでは収縮期血圧 200 mmHg 以上、収縮期血圧 90 mmHg 以下は極めて緊急性が高いとみなす。

MEMO

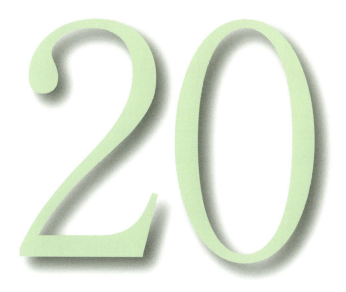

【浮腫の確認】

① 患者の同意を得る
② 適切な位置で浮腫の確認を行う
③ 浮腫の所見を述べる

20.浮腫の確認

手や足が腫れぼったくみえる,いわゆる"むくみ"のことを医学用語で浮腫(ふしゅ)という.皮下組織に水が溜まることで,全体が大きく腫れて見え,当該部位を指圧すると,その痕がなかなかもとに戻らない状態がこれにあたる.

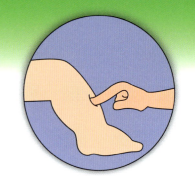

浮腫確認の流れ

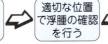

- ☐ 患者の同意を必ず得る.
- ☐ 適切な位置で行うことが重要である.
- ☐ 痛みや不快感を与えてはいけない.

事前学習 OSCE レベル	事前学習,OSCE では,浮腫の有無を適切な場所で確認できる.
実務実習 レベル	浮腫の程度を分類し,その程度に応じた対応ができる.

① 患者の同意を得る

● すねを押さえて浮腫の確認を行うことの同意を得る.

  ◆「足がむくんでいるか確認させてください」などと声をかける.
  ◆ 同意を得て,パジャマの片足の裾をめくる.

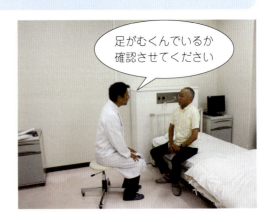

足がむくんでいるか確認させてください

② 適切な位置で浮腫の確認を行う

● すねのあたりを圧迫する.

  ◆ 脛骨のあたりを1本の指で圧迫する.
  ◆ 圧痕の有無を確認する.

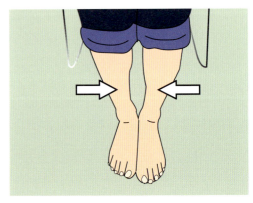

③ 浮腫の所見を述べる

●痛みや不快感を確認して，浮腫の有無を述べる．

◆口頭で痛みや不快感の確認を行う．
◆指 1 本を圧迫し，圧痕の有無の結果を述べる．
　「浮腫は認められません（認められます）」など．

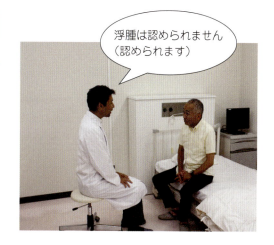

浮腫は認められません（認められます）

① 患者の同意を得る

> **手　順**
> ① 浮腫の確認を行うことの同意を得る．
> ② 裾をめくる．

解　説

1．浮腫の確認を行うことの同意を得る

- 「足がむくんでいるか確認させてください」と声をかけて同意を得る．
- 臥床している場合は掛け布団をはずし，両足を揃えて力まずに伸ばすように指示を出す．
- ベッドの端に腰掛けている場合は，膝を揃えて少し前に出すように指示を出す．

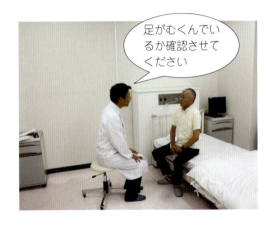

足がむくんでいるか確認させてください

2．裾をめくる

- 片足あるいは両足の脛骨前面を露出させる．

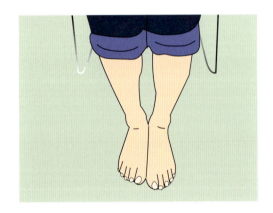

第 20 章 浮腫の確認

② 適切な位置で浮腫の確認を行う

手 順

① すね（脛骨前面）のあたりを圧迫する．
② 圧痕の有無を確認する．

解 説

1．すね（脛骨前面）のあたりを圧迫する
◆ 脛骨のあたりを 1 本の指で圧迫する．

コメント

どの部位にどの程度の浮腫があるかを把握することにより，浮腫の原因をある程度推測することができる．一般に心性浮腫は，下肢に強く出る．腎性浮腫のうち，急性糸球体腎炎では，顔に強く出る．ネフローゼ症候群では，全身に強い浮腫をきたす．

2．圧痕の有無を確認する
● 浮腫の程度はアセスメントスケールを活用して行う．

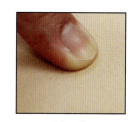

正　常

浮腫のアセスメントスケール

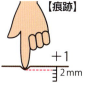
【痕跡】 +1 2mm
わずかに圧痕を認める

【軽症】 +2 4mm
明らかに圧痕を認める

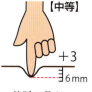
【中等】 +3 6mm
静脈や骨が不明瞭になる

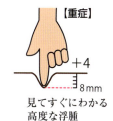
【重症】 +4 8mm
見てすぐにわかる高度な浮腫

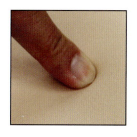
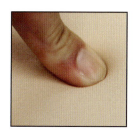
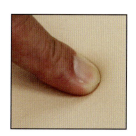
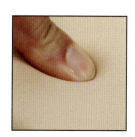

③ 浮腫の所見を述べる

手 順

① 痛みや不快感がないか確認する．
② 脛骨のあたりを1本の指で圧迫した際の，結果を述べる．

解 説

1．痛みや不快感がないか確認する

- 人によっては圧迫による激しい痛みを伴うこともある．
  - 「痛んだりすることはないですか？」と声かけによる不快感の確認を行う．
  - 痛みの有無にかかわらず，皮膚に損傷がないか確かめる．

2．脛骨のあたりを1本の指で圧迫した際の，結果を述べる

- 脛骨のあたりを1本の指で圧迫した際の，圧痕の有無を述べる．
  「浮腫は認められません（認められます）」など．

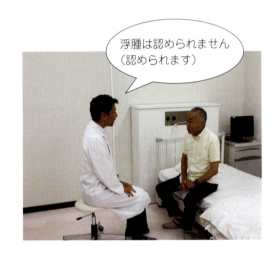

> ### 補足
>
> 　浮腫とは，皮下組織に水が溜まることで，全体が大きく腫れて見え，当該部位を指圧すると，その痕がなかなかもとに戻らない状態がこれにあたる．
> 　皮下組織に溜まる水分量が体重の 5～10％程度であるときに浮腫と認められ，この水分量により体重が増加する．つまり，通常時 60 kg の人に浮腫が認められる場合には，63～66 kg に増えているということになる．
>
> #### 浮腫のメカニズム
> 　血液中の水分量は常に一定であるものの，何らかの影響で組織液の量が多くなるか，リンパ管に流れる量が少なくなることで浮腫が発現する．
> 　浮腫が起こるメカニズムは，「血管内圧の上昇」「低蛋白血症による血漿膠質浸透圧低下」「ナトリウムの貯留」「リンパ管障害」の 4 つに分類される．また，全身に起こるものを全身性浮腫，局所的に起こるものを局所性浮腫という．それぞれの特徴は，下表の通りである．
>
> | | 浮腫の種類 | 浮腫の特徴 | 浮腫以外にみられる所見 |
> |---|---|---|---|
> | 全身性浮腫 | 心性浮腫 | 立位では下肢に，臥位では腰部・背部に強い．夕方に強い | ・労作時や夜間の呼吸困難
・起坐呼吸
・肝腫大などうっ血性心不全の症状
・静脈の怒張 |
> | | 腎性浮腫 | 急性糸球体腎炎では眼瞼など顔面に強い．ネフローゼ症候群では全身に強い浮腫をきたす | ・倦怠感
・食欲不振
・蛋白尿（糸球体腎炎は中程度，ネフローゼ症候群では高度） |
> | | 肝性浮腫 | 腹水を伴うことが多い | ・倦怠感
・やせ
・黄疸などの肝障害の症状
・脾腫やメデューサの頭などの門脈圧亢進に伴う所見 |
> | 局所性浮腫 | 静脈性浮腫 | 緊満性が強い．痛みを伴う | ・静脈の怒張
・色素沈着
・潰瘍の形成
・皮膚炎 |
> | | リンパ性浮腫 | 重量感がある．リンパ管炎を起こさなければ痛みはない | ・徐々に悪化する
・慢性化すると象皮症をきたす
・リンパ管炎 |
>
> （看護 roo！（https://www.kango-roo.com）
> 岡田忍監修：看護のための症状 Q&A ガイドブック，p.48，サイオ出版，2016 より引用）

MEMO

21 【肺音の聴診】

① 患者に聴診の同意を得，適切に指示をする
② 聴診器を適切に取り扱う
③ 左右交互に前胸部全体を聴取する
④ 肺音の所見を述べる

21. 肺音の聴診

呼吸音の聴診は，肺の病態をリアルタイムに把握することができ，換気状態や気道の状態（痰の貯留や閉塞等）の確認に有効である．しかし，聴診した結果を解釈するためには正常呼吸音と異常呼吸音について理解を深めておくことが大切である．

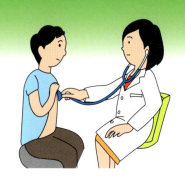

肺音聴診の流れ

 ⇒ ⇒ ⇒ 肺音の所見を述べる

（患者に聴診の同意を得，適切に指示をする ⇒ 聴診器を適切に取り扱う ⇒ 左右交互に前胸部全体を聴取する ⇒ 肺音の所見を述べる）

- ☐ 必ず患者の同意を得る．
- ☐ 聴診器の取扱いに注意する．
- ☐ 正常呼吸音と異常呼吸音が判別できることが必要である．

事前学習 OSCEレベル	OSCE，事前学習では，患者に不快感を与えず聴診を行い，正常音と異常音の聴き分けを行うことができる．
実務実習レベル	異常音の種類を判別し，その結果を薬物療法にフィードバックできる．

① 患者に聴診の同意を得，適切に指示をする

● 患者に聴診の同意を得て，適切に指示を出す．

- ◆ 肺音の聴診に必要なものを取り揃える．
- ◆ 聴診を行う旨の同意を得る．
- ◆ 聴診しやすいような姿勢と衣服の指示をする．

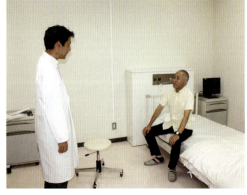

② 聴診器を適切に取り扱う

● 聴診器を適切に取り扱い聴診する．

- ◆ イヤーピースを外耳道の方向にあわせて装着する．
- ◆ チェストピースの膜型を適切に当てる．
- ◆ チェストピースが冷たいなど，不快感がないかを確認する．

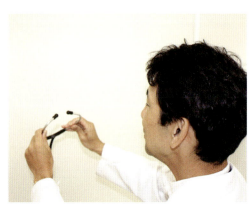

③ 左右交互に前胸部全体を聴取する

● 左右の同一部位を交互に6か所以上聴取する.

- ◆ 深呼吸の指示を適切に行う.
- ◆ 左右交互に聴取する.
- ◆ 上肺野, 中肺野, 下肺野で, 6か所以上聴取する. どの聴取部位でも吸気・呼気の両方を聴取する.

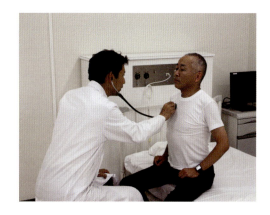

④ 肺音の所見を述べる

● 肺音の所見を述べる.

- ◆ 肺のどの部位で異常音が聴取されたかを述べる. または, すべての部位で異常がなかった旨を述べる.

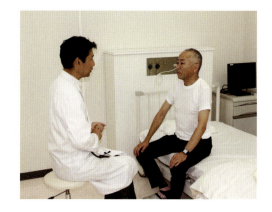

① 患者に聴診の同意を得，適切に指示をする

手 順

① 肺音の聴診に必要なものを取り揃える．
② 肺音の聴診の同意を得る．
③ 聴診しやすいような姿勢と衣服の指示をする．

　肺音は小さな音なので，静穏な環境で聴取することが大切である．また，肺音は，比較的，高調音なので膜型で聴取する．

解 説

1．肺音の聴診に必要なものを取り揃える

適切な聴診器を用意する．

ダブル型，シングル型のいずれかのタイプの聴診器を用意する．
患者に聴診器のチェストピースを当てた際に，冷たく感じないように手で暖める．

聴診器について
聴診器の各部の名称
チェストピース
　患者に当てる部分
・膜面（ダイアフラム）だけのシングルタイプ，膜面とベル面があるダブルタイプの2種類がある．
　ベル型は，低音成分の聴診に使い，膜型は，高音成分の聴診に使う．
　　片方が成人用の膜面，もう片方が小児用の小さな膜面になっている変則的なダブルタイプもある．
　　チェストピースの材質はステンレスや硬質プラスチックなどがあり，聴診器の重さに関係してくる部分になる．通常業務では膜面しか使うことはなく，ベル面はどうしても必要というものではない．ベル面は心雑音を聴くのに適しているので，CCUや循環器内科，心臓外科などでベル面を使用する．

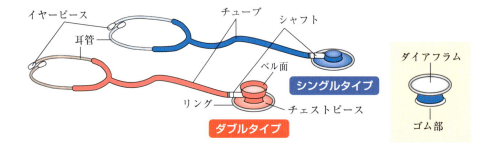

各部の名称

膜面（ダイアフラム）
　ダイアフラムは膜面と呼ばれることも多い部位で，高い音を聴くのに適している．
　血圧測定時のコロトコフ音や肺音，シャント音，腸ぜん動音（グル音）などは膜面を使う．

ベル面

ベル面はチェストピースの小さなおわん状にへこんでいる部分のこと.

ベル面は低い音を聴くのに適しているので,僧坊弁狭窄の「拡張期ランブル雑音」や心不全の「Ⅲ音・Ⅳ音」という心雑音を聴くときはベル面を使用する.

ダブルタイプの切り替え方法

下記の構造図のシャフト部分をいずれかの方向に回すと,ダイアフラム面⇔ベル面の切り替えが可能.操作は簡単で,根っこの金属部分を持ち左右どちらでも構わないので180度回すだけである.ベル面から穴が見えるので,どちら側が聴こえる側かが容易にわかる.

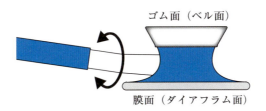

ゴム面(ベル面)
膜面(ダイアフラム面)

使用方法について,身体に当てる部分をチェストピースというが,これをシャフト(チューブとチェストピースの接合部)によって切り替えることができる.シャフトを右もしくは左方向へ軽く回すとカチッと音がする.これで大きい面(平らな面)と小さい面(おわん型)に使い分ける.この小さい面(おわん型)の真ん中の底の部分に小さな穴が開いているが,シャフトを回すとこれが開いたり閉じたりする.

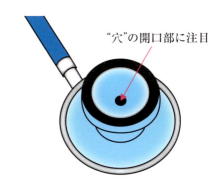

"穴"の開口部に注目

イヤーチップ(イヤーピース)

イヤーチップは,耳に挿入する部分.

ここは着脱可能になっているので,汚れたら洗ったり,新しいものと交換できる.

2. 肺音の聴診の同意を得る

🟢 肺音の聴診を行う旨の同意を得る.

◆「肺音の聴診をさせていただけますか」と声かけを行い,同意を得る.

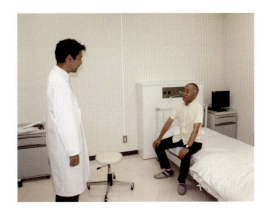

3. 聴診しやすいような姿勢と衣服の指示をする

● 聴診器を当てやすい姿勢と衣服の指示を出す．

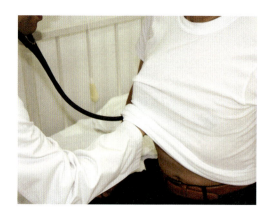

◆ 同意を得られたら，腕や手は，聴診器の邪魔にならないように横に少し開くように指示を出す．パジャマを着ている場合は，パジャマのボタンを取ってもらい，シャツを捲り上げて直接聴診器を皮膚に当てて聴診を行う．患者が女性の場合など，肌が露出することに抵抗のある患者の場合は，シャツ裾から手をシャツの中に入れて聴診を行う．

◆ 学生実習の場合は，原則としてシャツの上から聴診を行う．シャツの上にパジャマなどを羽織っている場合は，パジャマのボタンをはずしてもらい，シャツの上から聴診を行う．

② 聴診器を適切に取り扱う

手 順

① 聴診器を適切に使用する.
② 聴診器を当てることによる不快感の確認.
③ 深呼吸の指示をする.

患者の羞恥に配慮し,適切に聴診を行う.

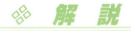

1. 聴診器を適切に使用する

● 聴診器を適切に取り扱う.

◆ チェストピースの膜面を使用する.

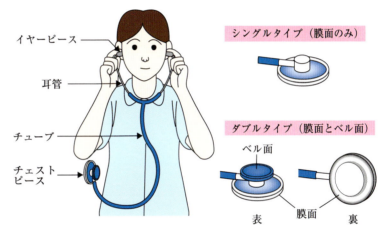

◆ イヤーピースを外耳道の方向にあわせて装着する.

① 「ハ」の字になるように持つ

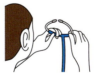

② 耳にイヤーピースを差し込む

逆「ハ」の字にもつと,イヤーピースの角度が合わない

外耳道は水平ではないため,イヤーピースを「ハ」の字に持って耳に差し入れると,外耳道に沿って装着される

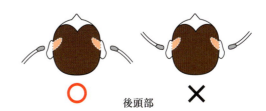

後頭部

2. 聴診器を当てることによる不快感の確認

- 聴診器を当てた際に，冷たく感じていないかなど不快感の確認をする．

  - チェストピースは金属製である場合が多いため，そのまま聴診を行うと患者は非常に冷たく感じて，不快と感じる場合があるので，患者の不快感に注意することが大切である．チェストピースを手で暖めたり，ポケットに入れたりして暖めるなど患者への配慮が大切である．
  - 患者が女性の場合など，羞恥に配慮を必要とする患者の場合は，聴診する場所などが適切であるかなど，不快感に対する確認が必要である．

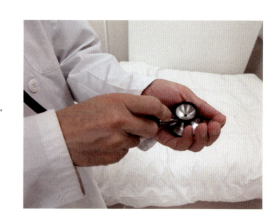

3. 深呼吸の指示をする

- 肺音の聴取がしやすいように深呼吸をするように指示を出す．

  - 肺音の聴取がしやすいように大きく息を吸い，息を吐くように「口を大きく開けて，大きく息を吸って，息を吐いてください」と深呼吸の指示を出す．
  - 聴診時に「はい，吸って〜」「強くフーッと吐いて〜」などと1回1回声かけするのもよい．
  - 口での摩擦音も聴診器に届いてしまうため，口をすぼめているとそこで発生する音も聴取できてしまうので，余計な音を発生させないためにも口を開けて呼吸してもらう．

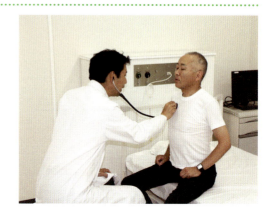

③ 左右交互に前胸部全体を聴取する

手 順

① 左右交互に聴取する．
② 上肺野，中肺野，下肺野で，6か所以上聴取する．
③ どの聴取部位でも吸気・呼気の両方を聴取する．

　肺音の聴診では，聴診器の真下の音だけではなく共鳴する音も拾うため，音の特徴からどこの音が聴こえているのか，正確に判断することが大切である．

解　説

1．左右交互に聴取する

◆左右の肺音の大きさを区別するためにも，左右交互に聴取する．

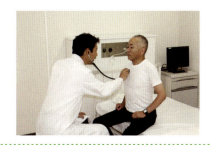
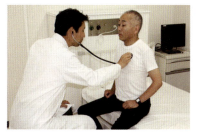

2．上肺野，中肺野，下肺野で，6か所以上聴取する

●各肺野の肺音を確実に聴取する．

◆肺音は，基本的に気道や肺胞に空気が入ることで起こる気流が音として聴こえてくる．気管・上肺野では気管支の音（気管支音），中肺野では気管支から肺胞の音（気管支肺胞音），下肺野では肺胞の音（肺胞音）が聴取できる．それぞれ音を聴取するために少なくとも6か所以上（できれば10か所）で聴診を行う必要がある．

◆より正確な聴診を行うためには，胸部前面からの聴診だけでなく，胸部背面の聴取を行うことが推奨される．

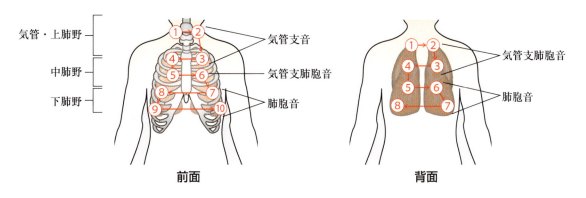

前面　　　　　　背面

聴診部位別の肺音

気管・上肺野
　気管直上とその周辺で聴取可能．吸気と呼気の長さは，1：2で呼気の方が長く聴こえるのが特徴で，音は，空気が声門部を流れるときに渦状に生じるので大きく，高く聴こえる．吸気と呼気の間に一瞬止まった瞬間があるのも特徴．気管支喘息の患者の場合はこの部分に「ヒューヒュー」という笛音が聴取される．

中肺野
　第2肋間または第3肋間の胸骨縁で聴診できる．吸気と呼気の長さは，1：1でほぼ同じ長さで聴かれる．音の大きさ・高さは，気管支音と肺胞音の中間くらい．気管支拡張症の患者の場合はこの部分に「ブーブー」といういびき音が聴取される．

下肺野
　肺底は，前面で第6肋骨付近まで，背面で第10胸椎棘突起の高さまであるので，その範囲であれば聴診可能．吸気と呼気の長さは2.5：1で吸気の方が長く聴こえる．音は，低く，小さい．低調でやわらかい音．間質性肺炎の患者の場合はこの部分に「バリバリ」という捻髪音が聴取される．

3．どの聴取部位でも吸気・呼気の両方を聴取する

● 吸気・呼気の1サイクルを聴取する．

◆ 吸気・呼気のごく一部でしか異常音を聴取できない場合もあるため，最低でも1サイクル聴きおえてから聴診器を次に移動させる．

第21章　肺音の聴診　**245**

④ 肺音の所見を述べる

手　順

① 肺のどの部位で異常音が聴取されたか述べる．
② どのような異常音が聴取されたか把握する．
③ 異常音が聴取されなければ，その旨を述べる．

各部位での肺音の変化を正確に聴取し，異常音の有無を把握する．

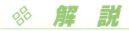

1．肺のどの部位で異常音が聴取されたか述べる

◆聴取を行ったどの部分で，異常音を聴取したかを正確に述べる．
　例　「右上肺野に異常音を聴取しました．」
　左・右どちらの肺か，上・中・下どの肺野かを正確に述べる．

コメント

1. 肺音の大きさは？（増強 or 減弱）
2. 左右差は？
3. 聴取部位の異常はないか？（気管支音が肺胞肺音聴取部位で聴こえるなど）

2．どのような異常音が聴取されたか把握する

◆どのような異常音が聴取されたか把握する．
異常な肺音
聴診器で聴いている肺音は，呼吸音と副雑音の2つに分けられる．
呼吸音は，生理的な音で，正常な呼吸音には，気管呼吸音と気管支呼吸音，肺胞呼吸音がある．

呼吸音の分類

気管呼吸音	吸気 600 Hz，呼気 400 Hz
気管支呼吸音	
肺胞呼吸音	吸気 400 Hz，呼気 200 Hz

＊異常—呼吸音減弱・消失，呼気延長など

　呼吸音に異常がある場合は，呼吸音が弱くなったり，聴こえなくなる「呼吸音の減弱や消失」といった状態や，ゆっくりとしか息を吐けなくなる「呼気の延長」といった状態の音が聴こえることがある．

副雑音の分類
　副雑音には，ラ音と胸膜摩擦音がある．

3. 異常音が聴取されなければ，その旨を述べる

🟢 聴取の結果を正確に伝える．

🔹「いずれの部位も異常な肺音（肺雑音，呼吸音）は聴取されません」と述べる．

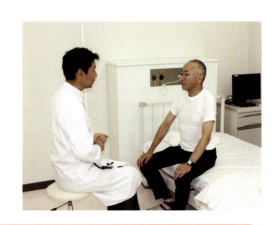

> **Point**
>
> **呼吸音の異常と疑うべき疾患の関係**
>
> | 呼吸音の異常 | 疑うべき疾患 |
> |---|---|
> | 呼吸音の減弱／消失時 | 気胸，胸水，無気肺 |
> | 呼気の延長時 | 慢性閉塞性肺疾患（COPD），気管支喘息 |
>
> **ラ音の分類**
>
> | ラ音 | 名称 | 音の聴こえ方 | 周波数 |
> |---|---|---|---|
> | 断続性ラ音 | 水泡音 | ゴロゴロ，プツプツ | 250～500 Hz |
> | 断続性ラ音 | 捻髪音 | チリチリ，パリパリ | 500～1,000 Hz |
> | 連続性ラ音 | 笛音 | ヒューヒュー，キューキュー，ピーピー | 400 Hz 以上 |
> | 連続性ラ音 | いびき音 | グーグー | 200～250 Hz 未満 |
>
> 捻髪音は，「チリチリ，パリパリ」という音が聴こえる．水泡音は，吸気初期または全吸気時に「ゴロゴロ，プツプツ」という音が聴こえるのが特徴である．捻髪音は呼気時に閉塞した末梢気道が吸気時に開放する音，水泡音は気道内の水泡がはじける音と覚える．笛音は，末梢側の細くて硬い気道で音が発生するため，比較的，病変部に限局した音になる．そのため，喀痰などの分泌物の影響をあまり受けない．これは，咳払いをしても音が変わらないということである．
>
> いびき音は，より中枢の気道で音が発生する．そのため，気道内の分泌物の影響を受けやすく，咳払いをした後には音が弱くなることがある．
>
> **ラ音と疑うべき病変の関係**
>
> | ラ音 | 疑うべき病変 |
> |---|---|
> | 水泡音・捻髪音 | 気道病変
間質領域の病変 |
> | 笛音・いびき音 | 気道病変 |

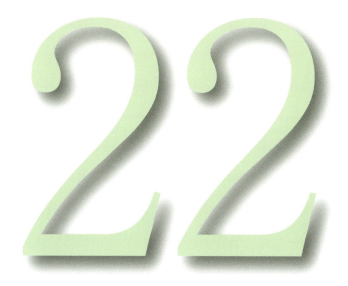

【心音の聴診】

① 患者に聴診の同意を得，適切に指示をする
② 聴診器を適切に取り扱う
③ 前胸部5か所を聴取する
④ 心音の所見を述べる

22. 心音の聴診

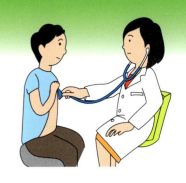

　心音の聴診は，患者の心臓の動きや機能，現在の循環動態を把握することができ，身体の重要な情報を得ることができる．聴診の際には，患者の心-血管系の症状や心電図などの検査結果と照らし合わせることが大切である．その結果，得られた所見が正常なのか異常を示しているのか，よりわかりやすく効果的になる．

心音聴診の流れ

 → 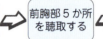 →  → 心音の所見を述べる

患者に聴診の同意を得，適切に指示をする → 聴診器を適切に取り扱う → 前胸部5か所を聴取する → 心音の所見を述べる

- ☐ 必ず患者の同意を得る．
- ☐ 聴診器の取扱いに注意する．
- ☐ 正常音と異常音を聴き分ける必要がある．

事前学習 OSCEレベル	OSCE，事前学習では，患者に不快感を与えず聴診を行い，正常音と異常音の聴き分けを行うことができる．
実務実習 レベル	異常音の種類，発生場所を判別することができる．

① 患者に聴診の同意を得，適切に指示をする

● 患者に聴診の同意を得て，適切に指示を出す．

- ◆ 聴診を行う旨の同意を得る．
- ◆ 聴診しやすいような姿勢と衣服の指示をする．

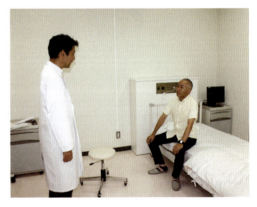

② 聴診器を適切に取り扱う

● 聴診器を適切に取り扱い聴診する．

- ◆ イヤーピースを外耳道の方向にあわせて装着する．
- ◆ チェストピースの膜型を適切に当てる．
- ◆ チェストピースが冷たいなど，不快感がないかを確認する．
- ◆ 呼吸を止めるように指示を適切に行う．

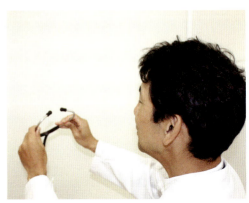

③ 前胸部5か所を聴取する

●前胸部5か所を聴取する.

- ◆ I音, II音, 収縮期雑音, 拡張期雑音と別々に集中しながら, 音を聴いていく.
- ◆ 心基部（大動脈弁, 肺動脈弁領域）から聴き始め, 胸骨左縁に沿って下へと, 三尖弁領域, 僧帽弁領域（心尖部）へと聴診していく（移行聴診）.
- ◆ 心尖部では, 膜型と, ベル型の両方で聴診を行う.

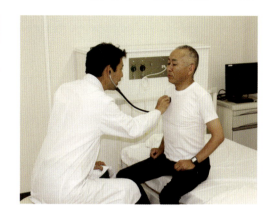

④ 心音の所見を述べる

●心音の所見を述べる.

- ◆ 心臓のどの部位で異常音が聴取されたかを述べる. または, すべての部位で異常がなかった旨を述べる.

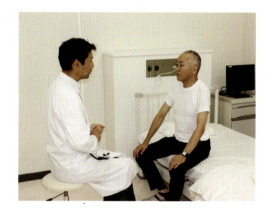

① 患者に聴診の同意を得，適切に指示をする

手　順

① 心音の聴診に必要なものを取り揃える．
② 心音の聴診の同意を得る．
③ 聴診しやすいような姿勢と衣服の指示をする．

　心音は小さな音なので，静穏な環境で聴取することが大切である．また，聴診器の膜型とベル型を適切に切り替えて使用する．

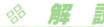
解　説

1. 心音の聴診に必要なものを取り揃える

● 適切な聴診器を用意する．

◆ ダブル型のタイプの聴診器を用意する．
◆ 患者に聴診器のチェストピースを当てた際に，冷たく感じないように手で暖める．

聴診器の説明については，肺音の聴診を参照．

2. 心音の聴診の同意を得る

● 心音の聴診を行う旨の同意を得る．

◆ 「心音の聴診をさせていただけますか」と声かけを行い，同意を得る．

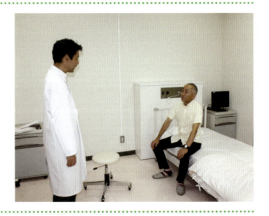

3. 聴診しやすいような姿勢と衣服の指示をする

● 聴診器を当てやすい姿勢と衣服の指示を出す．

◆ 同意を得られたら，以後，腕や手は，聴診器の邪魔にならないように横に少し開くように指示を出す．パジャマを着ている場合は，パジャマのボタンを取ってもらい，シャツを捲り上げて直接聴診器を皮膚に当てて聴診を行う．患者が女性の場合など，肌が露出することに抵抗のある患者の場合は，シャツ裾から手をシャツの中に入れて聴診を行う．

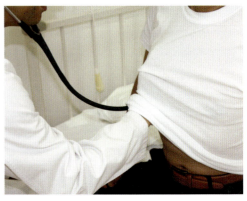

◆学生実習の場合は，原則としてシャツの上から聴診を行う．シャツの上にパジャマなどを羽織っている場合は，パジャマのボタンをはずしてもらい，シャツの上から聴診を行う．

> **コメント**
> 聴診時の体位
> 　聴診時の患者の体位は仰臥位あるいは座位で，患者にとってより楽な姿勢で行う．特に心不全症状の強い患者では，仰臥位により呼吸困難が増強するので，上半身を挙上した状態で聴診することを心がける．

② 聴診器を適切に取り扱う

> **手　順**
> ① 聴診器を適切に使用する．
> ② 聴診器を当てることによる不快感の確認．
> ③ 呼吸を止めるように指示をする．
>
> 　患者の羞恥に配慮し，適切に聴診を行う．

解　説

1．聴診器を適切に使用する

●聴診器を適切に取り扱う．

◆イヤーピースを外耳道の方向にあわせて装着する．
◆チェストピースの膜型を使用する．
聴診器の詳しい取扱いについては，肺音の聴診を参照．

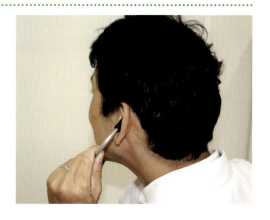

2. 聴診器を当てることによる不快感の確認

● 聴診器を当てた際に，冷たく感じていないかなど不快感の確認をする．

◆ チェストピースは金属製である場合が多いため，そのまま聴診を行うと患者は非常に冷たく感じて，不快と感じる場合があるので，患者の不快感に注意することが大切である．先にも述べたとおり，チェストピースを手で暖めたり，ポケットに入れたりして暖めるなど患者への配慮が大切である．
◆ 患者が女性の場合など，羞恥に配慮を必要とする患者の場合は，聴診する場所などが適切であるかなど，不快感に対する確認が必要である．

3. 呼吸を止めるように指示をする

● 心音の聴取がしやすいように呼吸を止めるように指示を出す．

◆ 聴診するときは，患者に呼吸を止めてもらい，そのときは，聴取者自身も，呼吸を止めるのが原則である．
◆ 聴診時に「息を吸って止めて」や「息を吐いて止めて」と声かけし10秒ほど息を止めてもらう．

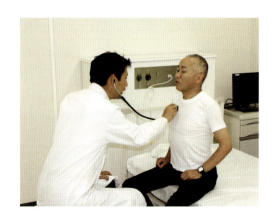

Point

ベル型を使用するときは，ソフトに胸壁に押し当てること．ベル型も強く押しつけると皮膚が緊張して低音成分が飛んでしまう．

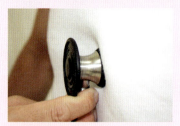

良い

弱く当てている
へこみが小さい

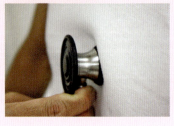

悪い

強く当てている
へこみが大きい

③ 前胸部5か所を聴取する

手順

① 前胸部5か所を聴取する．

Ⅰ音，Ⅱ音，収縮期雑音，拡張期雑音と別々に集中しながら，音を聴いていく．

1．前胸部5か所を聴取する

- 聴診器の膜型で，最初は心基部（大動脈弁，肺動脈弁領域）から聴き始め，胸骨左縁に沿って下へと，三尖弁領域，僧帽弁領域（心尖部）へと聴診していく（移行聴診）．
- 各聴診部位で約10秒程度集中して聴く．
- 心尖部では，膜型と，ベル型の両方で聴診を行う．

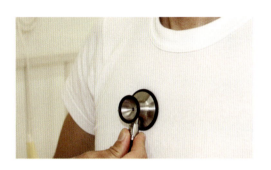

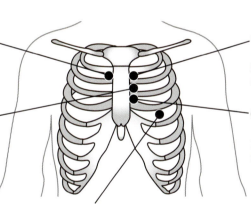

①**大動脈領域**
（第2肋間胸骨右縁）
大動脈弁および大動脈の音が最も強く聴診される領域

②**肺動脈領域**
（第2肋間胸骨左縁）
肺動脈弁および肺動脈の音が最も強く聴診される領域

③**エルブの領域**
（第3肋間胸骨左縁）
大動脈および肺動脈起源の音を聴取するのに都合のよい領域

④**三尖弁領域**
（第4肋間胸骨左縁）
三尖弁および右室の音が最も強く聴診される領域

⑤**僧帽弁領域**
（左第5肋間と鎖骨中線の交点）
左室の真上にあり，ときには心尖部が含まれ，僧帽弁と左室に関連した音が最も強く聴取される部位

補足

- 一般に聴診部位は，第2肋間胸骨右縁，第2肋間胸骨左縁，第3肋間胸骨左縁，第4肋間胸骨左縁，心尖部の順序である．心尖部はベル型を用いて聴取する．
- 心臓は拍動ごとに音を発生しており，心音の発生には弁の開放，心臓壁・血管壁の伸展が関与している．心音を聴取することで，心臓の動きや弁の状態，心筋の状態などを把握することができる．
- 正常心音では，Ⅰ音とⅡ音が聴取される．比較的高調な音で，膜型聴診器で聴取される．Ⅰ音は，僧帽弁および三尖弁の閉鎖音である．心尖部で大きく聴取される．Ⅱ音は，大動脈弁および肺動脈弁の閉鎖音で，大動脈弁の閉鎖音はⅡA，肺動脈弁の閉鎖音はⅡPで示される．心基部で大きく聴取される．
- 心雑音は，Ⅰ音，Ⅱ音とは別に聞こえる過剰心音で，多くは血液の乱流にともなう音である．原則的に「シュー」「ザー」などと長く聴こえる音が聴こえたら，心雑音と考えてよい．
- Ⅲ音やⅣ音は，正常では聴こえない過剰心音である．心室壁の伸展性の障害により，流入する血液量が増加して，血液が心室壁にぶつかって発生する．高血圧，左心不全，大動脈狭窄，肥大型心筋症，虚血性心疾患，肺高血圧，肺動脈狭窄，僧帽弁逆流，動脈管開存，心室中隔欠損，左心不全，三尖弁逆流，肺動脈弁逆流，心房中隔欠損などで認められる．

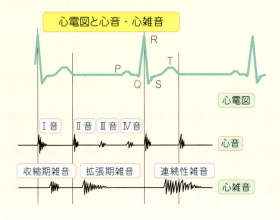

④ 心音の所見を述べる

> **手 順**
>
> ① 異常音が聴取されたか伝える．
> ② 異常音が聴取されなければ，その旨を伝える．
>
> 各部位での心音の変化を正確に聴取し，異常音の有無を把握する．

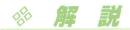

1．異常音が聴取されたか伝える

- 「異常音がありますね」などと伝える．
- 心臓のどの部位でどのような異常音が聴取されたか伝える．

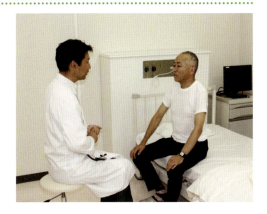

2．異常音が聴取されなければ，その旨を伝える

- 「いずれの部位も異常な心音はありません」と伝える．

MEMO

23

【心肺蘇生法（CPR）】

① 周囲の安全確認
② 意識（反応）の確認
③ 通報，AED 要請
④ 呼吸の確認
⑤ 胸骨圧迫
⑥ 気道確保，人工呼吸

23. 心肺蘇生法（CPR）

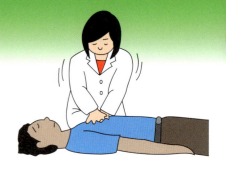

　心肺蘇生法（cardiopulmonary resuscitation：CPR）とは，致死的な不整脈などにより，心臓が全身に血液を送ることができなくなった心停止患者に対して救命する方法であり，CPR の開始が遅くなれば，死亡や後遺症のリスクが高くなるため，居合わせた者ができる限り早く実施する必要がある．

心肺蘇生法の流れ

周囲の安全確認 ⇒ 意識（反応）の確認 ⇒ 通報，AED要請 ⇒ 呼吸の確認 ⇒ 胸骨圧迫 ⇒ 気道確保，人工呼吸

☐ 意識（反応），呼吸がない場合に胸骨圧迫を行う．

事前学習 OSCE レベル	1人で救助を行う成人に対するCPRを習得する． OSCE にはその課題としての「心肺蘇生法」はない．
実務実習 レベル	医療施設で使用する救命に用いる器具（バッグバルブマスクなど）を使用したCPRを習得する施設もある．心拍再開後の治療について携わる実習を行う施設もある．

① 周囲の安全確認

● 傷病者，救助者の安全を確認する．

◆ 傷病者の安全確認
◆ 周囲の安全確認
◆ 救助者の安全確認

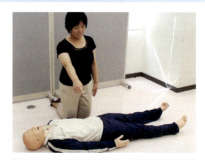

② 意識（反応）の確認

● 意識（反応）の有無を確認する．

◆ 傷病者の肩をたたく
◆ 「大丈夫ですか」と大声で呼びかける
◆ 応答がなければ「反応なし」とみなす

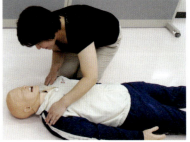

③ 通報，AED 要請

● 意識（反応）がなければ，居合わせた人に119番通報，AED を要請する．

◆ 大きな声で周囲に助けを求める
◆ 「119番通報をしてください」と依頼する
◆ 「AED を持ってきてください」と依頼する
◆ 複数人いた場合は役割を分担する

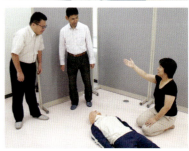

第23章　心肺蘇生法（CPR）　259

④　呼吸の確認

● 正常な呼吸をしているか確認する．

- 胸部や腹部の動きをみて，普段通りに呼吸しているかを確認する
- 10秒以内で確認する
- 正常な呼吸かわからない場合は，「呼吸なし」と判断する

⑤　胸骨圧迫

● 正常な呼吸をしていない，または死戦期呼吸が認められる場合は，胸骨圧迫を開始する．

- 傷病者を固く平らな面に仰向けにする
- 衣服が邪魔にならないよう取り除く
- 胸骨の下半分の位置に片方の手のひらの付け根を置く．置いた手の上に，もう片方の手のひらの付け根を置く
- 1分あたり100～120回のテンポで深さが約5 cmになるよう真下に向かって押す
- 胸骨圧迫を行うたびに，胸壁が元の位置に戻るようにする
- 30回胸骨を圧迫する

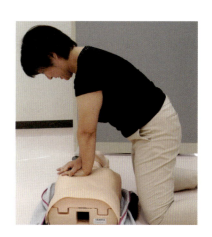

⑥　気道確保，人工呼吸

● 人工呼吸の際には傷病者からの感染を防御できる器具（フェイスシールドなど）の使用が推奨される．

- 片方の手を額に置き，もう片方の手の指を下顎の骨の部分に当てる
- 頭部を後方に傾け，顎先を挙上し，気道確保する
- 気道を確保したまま，鼻を指でつまんで閉じる
- 息を吸い込み，傷病者の口を救助者の口で覆う
- 1秒間息を吹き込み，胸の上がりがみられるか注視する
- 人工呼吸を2回行う

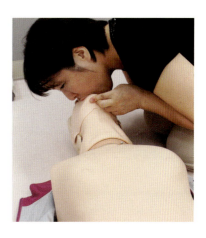

> **Point**
> 　CPRを開始すべきか判断がつかない場合は，迷わず行ってよい．CPRが必要でないのにCPRを行う場合より，CPRが必要であるのに行わない方が問題である．
> 　心停止でない場合，傷病者は胸骨圧迫の刺激により，顔を動かしたり，手足で払いのける行動など，目的のある動きを示すので，その際は処置を中止すればよい．

① 周囲の安全確認

解説

1. 傷病者，救助者の安全を確認する

- 傷病者はいつどこで倒れているかわからない．しかし，救助者に危害を受けることがないよう注意が必要である．
- 傷病者の周囲が安全であるか確認する．
- 車の往来がある，室内に煙が立ち込めているなど，安全が確保されていない状況の場合は，傷病者に接触せず，警察や救急隊の到着を待つ．
- 救助者自身の安全を確保して傷病者を増やさないことは傷病者を助けるより優先される．

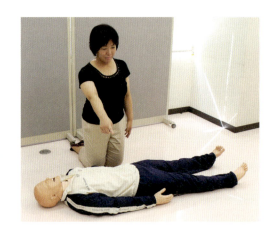

② 意識(反応)の確認

解説

1. 傷病者の意識(反応)を確認する

- 傷病者の肩をたたく．
- 「大丈夫ですか？」と大声で呼びかける．
- 傷病者が動かない，返事がない，まばたきをしない場合は「反応がない」と判断する．
- 傷病者に応答があり，会話が可能であれば，どこか具合が悪いところがあるかを尋ねる．
- 迷えば119番通報して，通信司令員の指導に従う．

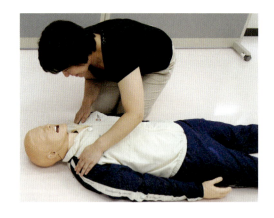

③ 通報，AED要請

解説

1. 119番通報，AEDの要請をする

- 大きな声で周囲に助けを求める．
- 「119番通報をしてください」と依頼する（110番ではない！）．
- 「AEDを持ってきてください」と依頼する．
- 複数人，救助者がいた場合は役割を分担する．
- 周囲に助けを求めても，応援がいない場合は，自分で通報し，近くにAEDがあることがわかっていれば持ってくる（成人の場合）．

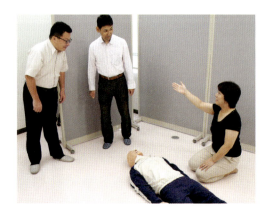

第23章 心肺蘇生法（CPR） **261**

④ 呼吸の確認

🔷 解 説

1. 正常な呼吸をしているか確認する

- 胸部や腹部の動きをみて，普段通りに呼吸しているかを確認する．
- 10秒以内で確認する．
- 正常な呼吸かわからない場合は，「呼吸なし」と判断する．
- 普段通りの正常な呼吸をしている場合は，誤嚥防止のため「回復体位」にして気道を確保した状態で救急隊の到着まで傷病者を観察する．

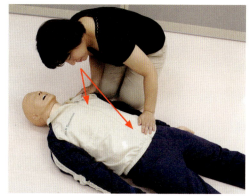

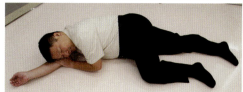

補 足

死戦期呼吸とは

　心停止直後の傷病者にしばしば認められる兆候で，しゃくりあげるように口を開けて顎，頭部，または頸部を動かし，非常に早く空気を吸い込むが，呼吸テンポが遅いために，呼吸と呼吸の間にしばらく間があく呼吸をする．

　これは正常な呼吸ではないため，「呼吸なし」と判断する必要がある．

コメント

医療従事者は，呼吸確認とともに頸動脈を触知して，頸動脈の拍動の有無を同時に確認する．
しかし，頸動脈の触知に熟練していない場合は，呼吸の確認のみでよい．

⑤ 胸骨圧迫

🔷 解 説

- 正常な呼吸をしていない，または死戦期呼吸が認められる場合は，胸骨圧迫を開始する

1. 傷病者・救助者の位置

- 救助者は傷病者の脇の位置につく．
- 傷病者は固い平らな面に仰向けに寝かせる．
- うつ伏せになっている場合は慎重に回転して，仰向けにする．
  頭部，頸部の損傷が疑われる場合は回転して仰向けにする際に頭部，頸部，胴部が一直線になるように心がける．

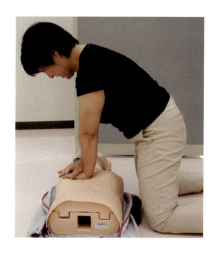

2. 胸骨圧迫の手の位置

- 胸骨の下半分の位置に片方の手のひらの付け根を置く．
- 置いた手の上に，もう片方の手のひらの付け根を置く．
- 救助者は腕をまっすぐにして，手の真上に肩がくるようにする．
- 手のひらのつけ根に力が入るよう手を組んでもよい．

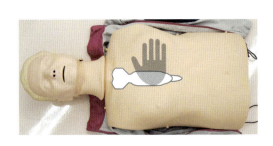

3. 胸骨圧迫の深さ，テンポ，胸郭の戻り

- 深さが約5 cmになるよう圧迫する（6 cmを超えないようにする）．
- 1分あたり100〜120回のテンポでリズミカルに圧迫する．
- 圧迫の度に胸郭が完全に元に戻ることを確認する．
- 胸骨圧迫の中断は最小限に抑える．
- 人工呼吸を実施する際は胸骨圧迫を30回実施する．
- 救助者の疲労により，深さ，テンポ，胸郭の戻りが維持できなければ，救助者を交代する．

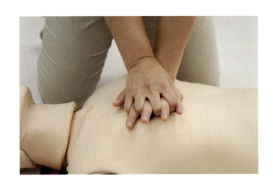

⑥ 気道確保，人工呼吸

解説

1. 気道確保

- 意識のない傷病者は，舌で上気道が塞がれている可能性がある．

- 頭部後屈・顎先挙上法により舌が引き上げられ，気道閉塞が解除される．

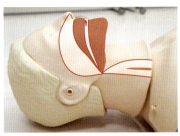

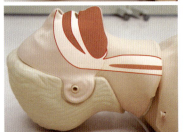

- 頭部後屈・顎先挙上法による気道確保．
  ① 片方の手を傷病者の額に置き，頭部が後方に傾くように手のひらで押す．
  ② もう片方の手の指を，あご先に近い下顎の骨の部分に当てる．
  ③ 下顎を挙上し，あご先を前方に動かす．

Point
- あご先の下の軟部組織を押し込むと気道が塞がれる可能性があるため，深くまで押し込まない
- 傷病者の口は完全に閉じないようにする

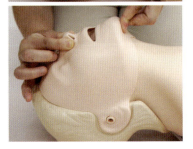

2. 人工呼吸

- 口対口人工呼吸

- 人工呼吸により感染する可能性は極めて低いが，人口呼吸の際には傷病者からの感染を防御できる器具（フェイスシールドなど）の使用が推奨される．
- 気道を確保したまま，鼻を指でつまんで閉じる．
- 息を吸い込み，傷病者の口を救助者の口で覆う．
- 1秒間息を吹き込み，胸の上がりがみられるか注視する．
- 胸骨圧迫30回の後，人工呼吸を2回行う．
- 人工呼吸を行っても胸の上がりがみられない場合は，再び気道を確保して，あらためて人工呼吸を行う．
- 人工呼吸を行うことによる胸骨圧迫の中断は10秒以内にとどめる．10秒以内に胸の上がりが確認できない場合は，再び胸骨圧迫を開始する．

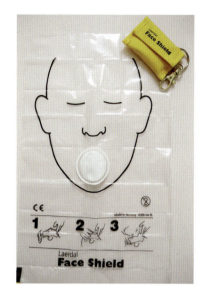

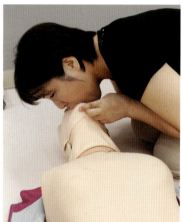

> **Point**
>
> 傷病者が呼びかけに応じるか，普段通りの呼吸や目的のある仕草が出現するか，AEDが到着し心電図の解析を始めるまで，胸骨圧迫30回と人工呼吸2回のサイクルを繰り返す．

> **補足**
>
> 人工呼吸をしないCPR（ハンズオンリーCPR）
> 　最近の研究では，病院外において，胸骨圧迫のみを行ったCPRと胸骨圧迫と人工呼吸を30：2で行ったCPRを比較すると，救命率に差がないという報告があり，訓練を受けていない市民救助者や感染防護用具がない状況での成人の傷病者の救助に対しては，人工呼吸をしない胸骨圧迫のみのCPRでもよい．
> 　人工呼吸の訓練を受けていて，それを行う技術と意思がある救助者であれば，胸骨圧迫と人工呼吸を30：2で実施する．
> 　小児の傷病者は呼吸が原因の心停止が多いため，胸骨圧迫と人工呼吸を30：2で実施することが推奨される．

> **コメント**
>
> 人工呼吸の方法には，口対口人工呼吸のほか，プラスチック製の一方向弁のついたフェイスマスクを用いて実施する方法もある．
>
>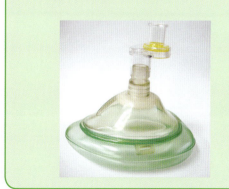

MEMO

24

【AED 使用法】

① AED の入手
② 電源を入れる
③ パッド装着
④ 心電図解析
⑤ 電気ショック適応指示・実施
⑥ CPR 再開

24. AED 使用法

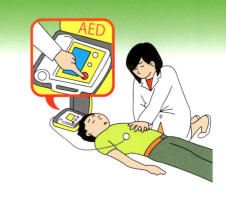

　AED（automated external defibrillator）とは，自動体外式除細動器の略であり，突然の心停止の原因となる致死的不整脈（心室細動，無脈性心室頻拍）を呈する傷病者に対して，電気ショックを与えて，心臓を正常なリズムに戻すための医療機器である．
　意識，呼吸のない心停止の傷病者に対して使用することにより，電気ショックが必要か解析する機能があるため，一般市民でも音声ガイドに従って使用できる．
　心停止患者に対して，居合わせた者が，重要臓器に血流を生み出す胸骨圧迫を早期に実施するとともに，できるだけ早く AED により除細動を実施することは，傷病者の救命率，社会復帰率向上につながる．

AED 使用法の流れ

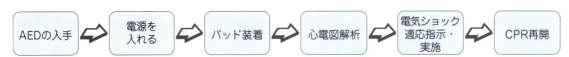

□　AED の操作を習得し，実際に使用できるようになることを目指す．

事前学習 OSCE レベル	成人に対する CPR（心肺蘇生法）とともに AED 操作を習得する．
実務実習 レベル	医療施設では医師が操作する「モニター付き除細動器」が設置されている場合もあるが，AED として使用できる機種もある．心拍再開後の治療について携わる実習を行う施設もある．

① AED の入手

● AED を迅速に入手する．

　◆ AED の要請
　◆ AED の設置場所確認

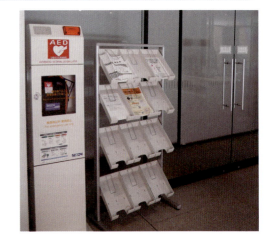

② 電源を入れる

● AED の電源を入れる．

　◆ 電源ボタンの種類の確認
　◆ CPR 継続の必要性

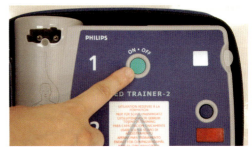

③ パッド装着

● 適切な位置にパッドを装着する．

◆ パッド装着位置の確認
◆ 小児に使用する場合の使用方法
◆ 特殊な状況下でのパッド装着方法

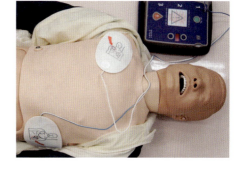

④ 心電図解析

● AEDによりショック適応であるか解析する．

◆ 心電図解析時の確認

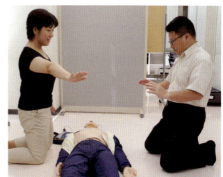

⑤ 電気ショック適応指示・実施

● AEDから電気ショック適応指示があれば，安全確認をして，電気ショックを実施する．

◆ 電気ショック前の安全確認
◆ 電気ショックの適応がない場合

⑥ CPR再開

● 電気ショック後は，速やかに胸骨圧迫からCPRを再開する．

◆ AED再解析時期

> AEDは機種によって，若干の相違があるが，操作は基本的に同じである．
> 「電源を入れて」「音声ガイドに従う」ことで，誰もが安全に使用することが可能である．
> AEDを操作するにあたり，講習会などの受講は必須となっていないが，どのような手順で実施するかを事前に認識しておくことで，迅速・安全に操作できるので，訓練用機器を使用した講習会の受講が推奨される．

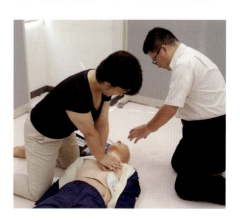

① AEDの入手

解 説

1. AEDの入手

- 傷病者の意識（反応）を確認して，反応がなければ，AEDを要請する．
- 周囲に助けを求めても，応援がいない場合は，自分で通報し，近くにAEDがあることがわかっていれば持ってくる（成人の場合）．
- AEDの設置に統一した基準はないが，一般的には大勢の人が集まる場所，スポーツを実施する場所，急変する可能性が高い人がいる場所に設置されている．
- 傷病者の「意識」がなく，「正常な呼吸」をしていない傷病者に対して，AEDが適応される．
- AEDが到着するまで，CPRを継続して実施しておく．

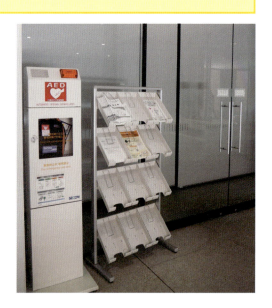

② 電源を入れる

解 説

1. 電源の入れ方

- AEDが傷病者の元に到着したら，速やかに使用する．
- 電源の入れ方は機種により異なるが，電源ボタンを押す，またはAEDのフタをあけると電源が入る機種がある．
- 電源を入れるとAEDから音声によりガイドが流れるため，基本的には音声ガイドに従い，操作する．
- CPRはAEDの解析開始まで，継続して実施する．

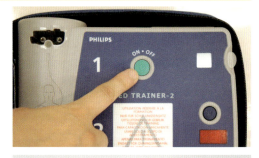

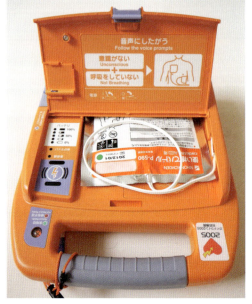

③ パッド装着

解説

1．正しいパッド位置

- 傷病者の胸をはだけて，パッドの絵の位置に2か所貼付する（貼付位置：右鎖骨のすぐ下および左腋窩から数センチ下）．
- パッドは粘着面の台紙を剥がして，傷病者に貼付する．
- パッドの接続ケーブルをAEDに接続する（あらかじめ接続されている機種もある）．

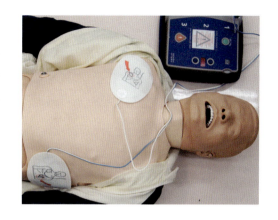

2．小児へ使用する場合

- 通常は成人用パッドが入っているが，未就学の小児にAEDを使用する場合は，電気ショック量が減衰されるシステムを使用する．
- エネルギー減衰システム手段としては，小児用パッド，小児用キーの使用，小児用スイッチでの切り替えなど，機種によって様々である．
- エネルギー減衰システム手段がないAEDの場合は，成人用パッドを使用するが，体格の小さい小児にはパッドが重ならないように心臓を挟み込む位置に貼付する（前胸部と背面など）．
- 年齢が不明の小児への使用は体格により判断する．
- エネルギー減衰システムは，成人には絶対使用しない．

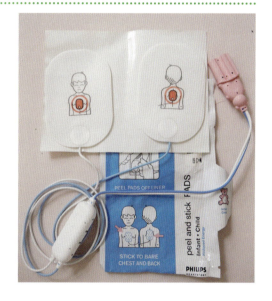

3．特殊な状況下でのパッド装着方法

● 胸部が水（汗）で濡れている場合

- 胸部が水（汗）で濡れている場合は，パッドを貼付する前にタオルなどで，水分を拭き取った後，パッドを貼付する．
- 胸部以外が水に濡れている場合はそのまま使用できる．

● 胸毛が濃い場合

- 胸毛が濃いためにパッドが皮膚に貼りつかず，AEDが解析を開始しない場合は，まずしっかりと上から押さえて貼りつける．
- しっかり押さえてもパッドを認識しない場合は，カミソリなどで剃毛して，新しいパッドを貼付する．

- 貼付薬がある場合

  - 貼付薬の上に直接パッドを貼らないようにする．
  - 貼付薬を剥がし，薬剤を拭き取ったうえで，パッドを貼付する．

- 植え込み型除細動器およびペースメーカー

  - 突然心停止を起こすリスクの高い傷病者は自動的に直接心臓にショックを加える植え込み型除細動器またはペースメーカーを使用している場合がある．
  - このような患者には胸骨の上方部，または腹部の皮膚の下に膨らみが認められるので，膨らみの直上にパッドを貼付することは避ける．

④ 心電図解析

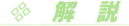

1．心電図解析時の確認

- AEDから「心電図を解析します」と音声メッセージが流れたら，救助者は全員傷病者から離れる．
- AEDが心電図解析中はCPRを中断する．

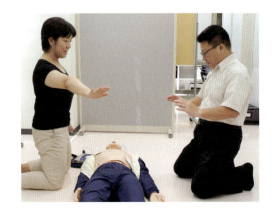

⑤ 電気ショック適応指示・実施

1．電気ショック適応指示・実施

- AEDから「ショックが必要です」「充電します」というメッセージが流れたら，ショック適応である．
- AEDがショック施行準備が完了すれば，「ショックを実行します」「患者から離れてください」というメッセージが流れるため，患者から救助者全員が離れる．
- 救助者全員が，傷病者の身体に触れていないことを確認して，ショックボタンを押す．

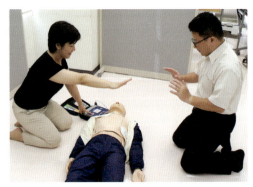

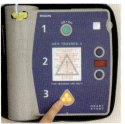

2．電気ショック不適応指示

- AED から「ショックは不要です」というメッセージが流れたら，傷病者はショック適応の心電図ではない．
- 傷病者の意識，呼吸がなければ，CPR を直ちに再開する．
- 救急隊に引き継ぐまで，AED の電源は切らず，パッドを貼付したまま，CPR を継続する．
- ショック不適応メッセージから 2 分後に，AED から「心電図を解析します」と再解析指示のメッセージが流れたら，傷病者から離れる．

⑥ CPR 再開

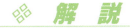

1．CPR 再開

- 電気ショック後は直ちに CPR を再開する．
- 救急隊に引き継ぐまで，AED の電源は切らず，パッドを貼付したまま，CPR を継続する．
- 電気ショック実施 2 分後に AED から「心電図を解析します」と再解析指示のメッセージが流れるため，傷病者から離れる．

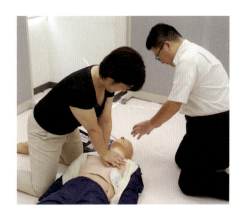

Point

AED は電源を入れると心電図の記録機能が備わっており，2 分ごとに心電図解析を実施するため，救急隊に引き継ぐまでは，電源を切らずにパッドを貼付したまま処置を続ける．

MEMO

25 【吸入指導】

① 処方内容および薬歴の確認
② 挨拶
③ 吸入指導の説明と実施
④ デバイス使用方法の習得状況の確認
⑤ 吸入療法全般に関する状況の確認

25. 吸入指導

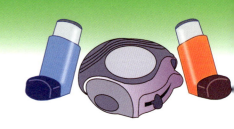

　吸入指導は，吸入器の使い方を教えるだけでなく，吸入療法が呼吸器疾患に対して安全かつ最も適切な治療法であることを理解してもらい，アドヒアランスの向上に貢献するものである．

吸入指導の流れ

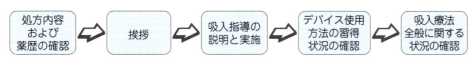

- ☐ 指導の意義と内容を事前に把握しておく．
- ☐ 手技が確実に行えているか確認する．
- ☐ 身だしなみ・態度・話し方に気をつける．

事前学習 OSCEレベル	患者の状態を把握し，患者に合わせた吸入指導を行うことができる．
実務実習 レベル	吸入指導後の情報を医師へフィードバックし，効果的な吸入療法への支援を行う．

① 処方内容および薬歴の確認

● 処方内容および薬歴を確認し，処方医師の処方意図を読み取る．

- ◆ 薬歴の確認
- ◆ 処方された吸入剤の用法・用量，適応疾患の確認
- ◆ 吸入補助器（スペーサー）の必要性の確認

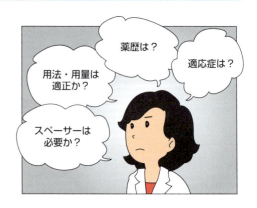

② 挨拶

● 患者と挨拶する場合は以下の点に気をつけ，目的を簡単に説明し，同意を得る．

- ◆ 患者と視線を合わせる（アイコンタクト）
- ◆ 笑顔を心がける
- ◆ 明るく「おはようございます」，「こんにちは」などと声をかける

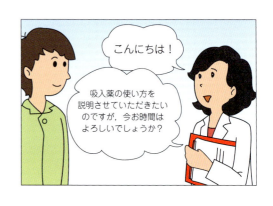

③ 吸入指導の説明と実施

- 吸入剤の使い方だけでなく，治療の重要性や副作用のマネジメント方法まで，対象者の理解度に合わせて説明する．

- 吸入療法の必要性・重要性の説明
- 吸入薬の薬効，副作用，用法・用量の説明
- SABAの使用方法についての説明
- 吸入指導者によるデモンストレーションの実施
- 吸気流速の確認

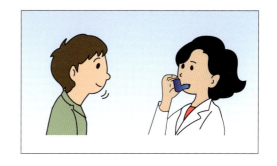

④ デバイス使用方法の習得状況の確認

- 口頭で説明するのみでなく，吸入指導者がやってみせた後に，患者に実際にやってもらい，習得状況を確認する．以下の順で行う．

- セット操作の確認
- 吸入動作の確認
- 吸入後の確認

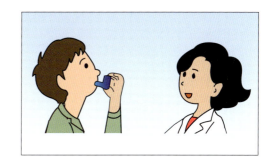

⑤ 吸入療法全般に関する状況の確認

- 初回吸入指導時だけでなく，定期的に下記の項目についても確認を行う．

- 副作用の確認
- 残薬の確認
- 発作・増悪時の対応に関する理解度の確認
- 薬剤名，用法・用量に関する理解度の確認
- 正確に吸入が行えているかの確認
- 薬剤の重要性の理解度確認

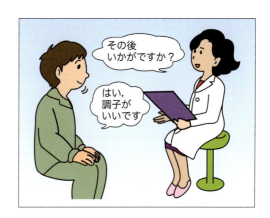

> **Point**
> 吸入剤は喘息等の呼吸器疾患治療の第一選択となる薬剤であるが，内服薬と異なり，効果を発揮するためには患者の適切な吸入操作が必要となる．適切な吸入操作を習得するために，吸入指導者が見本を見せた後，患者に実施してもらって確認し，それを繰り返すことが重要となる．

① 処方内容および薬歴の確認

手 順

① 薬歴の確認
② 処方された吸入剤の用法・用量，適応疾患の確認
③ 吸入補助器（スペーサー）の必要性の確認

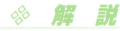

1．薬歴の確認

●当該患者において，吸入剤を含む薬歴の確認を行う．過去の処方歴に応じて下記の点に留意して指導を行う．

　◆吸入剤が初めて処方された場合（初回指導）
　　吸入剤の使い方だけでなく，吸入療法の意義および使い方を十分に伝える必要がある．
　◆定期確認指導（継続指導）
　　吸入剤の使い方について一通りの確認を行うとともに，前回までに不十分であった点を重点的に確認する．
　◆薬剤変更による指導
　　変更された薬剤の説明および従来の薬剤との相違点を重点的に指導する．
　◆症状悪化による指導
　　症状悪化の原因がアドヒアランス不良や不適切な吸入方法によるものである可能性があるため，使用状況や吸入手技を十分に確認する．

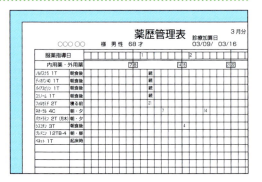

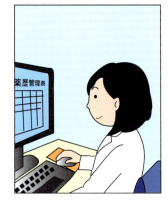

2．処方された吸入剤の用法・用量，適応疾患の確認

● 処方内容を確認し，適応疾患，用法・用量に間違いがないかを確認する．また，禁忌となる基礎疾患を有していないかも併せて確認する．

> **補足**
>
> 　吸入剤によって適応となる疾患は異なり，それに応じて指導内容も変化するため，事前に用法・用量，適応疾患については確認する．短時間作用型 β_2 刺激薬（SABA）が処方されている場合には，どのような目的で処方されているかを確認する．また，下記の基礎疾患を有する患者では注意を要するため，事前に確認する．
>
> 　注意すべき基礎疾患
> - 閉塞隅角緑内障・前立腺肥大
>   気管支拡張薬である抗コリン薬はこれらの疾患を有する患者では禁忌となるため，十分に注意を要する．
> - 心血管疾患（虚血性心疾患，心不全など）
>   労作時の息切れ等，慢性閉塞性肺疾患（COPD）の代表的臨床症状と類似しており，薬剤の効果確認の際に鑑別を要することがある．
> - 糖尿病
>   吸入ステロイド薬は微量かつ呼吸器系へ直接送達されるため，内服や点滴の副腎皮質ステロイド薬とは異なり，血糖値への影響が少ないとされている．

3．吸入補助器（スペーサー）の必要性の確認

● 吸入補助器の使用に際しては，患者の症状，年齢，操作状況，使用目的などを考慮する．

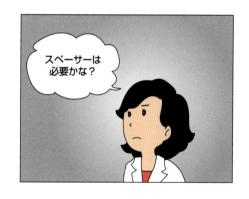

　加圧式定量噴霧吸入剤（pMDI）では，薬剤噴射と吸気のタイミングを同調することが重要となる．吸入補助具（スペーサー）を用いることで，スペーサー内に噴霧した薬剤をゆっくり吸入するだけで同調が不要となる．

　成人であっても同調困難となる患者は多く存在するため，吸入手技の確認（吸入指導者の前で患者にやってもらう）は必須である．

② 挨拶

手　順

① 挨拶
② 自己紹介
③ 患者氏名の確認
④ 目的と了解

解　説

1．挨拶
- 適度のお辞儀をした後，挨拶の言葉をかける．

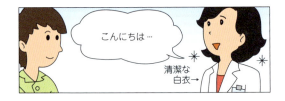

2．自己紹介
- 自分の立場（薬剤師，実習生など）と氏名を名乗る．

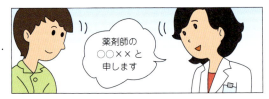

3．患者氏名の確認
- 患者の氏名をフルネームで確認する．

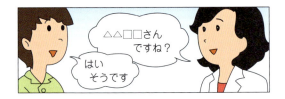

4．目的と了解
- 今回の目的を述べて，口頭での同意を得る．

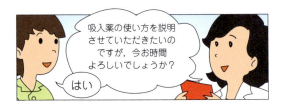

Point

身だしなみを整える．
患者氏名を必ずフルネームで確認する．

③ 吸入指導の説明と実施

手　順

① 吸入療法の必要性・重要性の説明
② 吸入薬の薬効，副作用，用法・用量の説明
③ SABA の使用方法についての説明
④ デモンストレーションの実施
⑤ 吸気流速の確認

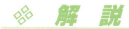

1．吸入療法の必要性・重要性の説明

- 吸入療法は呼吸器疾患の第一選択となる治療法であるが，目的とする治療効果を得るためには，患者の吸入手技やアドヒアランスがとても重要となる．

  - 疾患の特性から治療の必要性・重要性を十分に説明する．

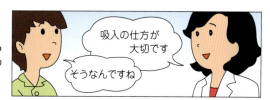

2．吸入薬の薬効，副作用，用法・用量の説明

- 吸入剤特有のメリット，デメリットについて十分に説明するとともに，通常の薬剤交付と同様に用法・用量の説明を実施する．

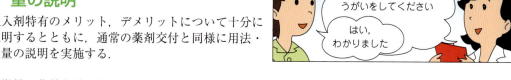

- 微量で薬効を発現する
  吸入剤は疾患部位に直接薬剤を送達できるため，経口投与と比べて微量で効果を発揮できる．
- 全身性副作用はほとんどないが，局所性副作用が発現する
  局所性の副作用として口腔カンジダ症や嗄声等が生じるため，吸入後のうがいを徹底的に指導する．
- 用法・用量の説明
  通常の薬剤交付と同様に患者に合わせたわかりやすい指導を心がける．

3．デモンストレーションの実施

- 吸入剤の使用方法は複雑であり，説明書や口頭での説明だけでは理解が十分でない場合が多い．患者が効果的な吸入手技を習得するうえでは，指導実施者が実際にやってみせる「デモンストレーション」が重要である．

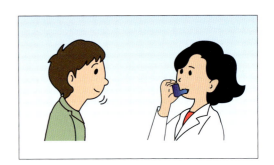

Point
- デモ用吸入器を用いた吸入指導
  患者とともに説明書等を見ながら，指導実施者が実際にデモンストレーションを行うことにより，具体的なイメージを持たせる．その後，患者自身にも体験してもらうことにより，一層理解が深まる．

4．吸気流速の確認

- 特に吸入粉末剤（DPI）では吸入流速を確認し，適切な吸入器を選択することが求められる．

Point
- 吸気流速の確認方法および対応
  DPIでは，患者の吸気により薬剤がエアロゾル化される．
  吸入指導後も必要な吸気流速を達成できない場合には，他の吸入器への変更を処方医に提案するなどの対応が求められる．

補足

重点指導内容の確認
- 大切なポイントを重点的に説明することが重要となる．

  重点指導の重要性
    一度にたくさんのことを指導されても，患者がすべて理解することは困難である．したがって，特に重点的に説明すべき内容を処方医師と吸入指導を行う薬剤師の間で共有しておくことで，効率的な吸入指導が可能となる．

薬剤アレルギー歴，喫煙歴の確認
- 薬剤アレルギーや喫煙は，テオフィリンなどの併用薬や生活習慣に対する指導が必要となる．

  アレルギー確認の重要性
    アスピリン喘息等の薬剤誘発性喘息の既往のある患者では，吸入剤以外にも併用薬の注意を要する．また，COPD患者においては，根気強い禁煙指導を行うなど，生活習慣と疾患との関連についても指導を行う必要がある．

④ デバイス使用方法の習得状況の確認

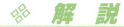

① セット操作の確認
② 吸入動作の確認
③ 注意事項の確認

吸入器ごとに操作方法が異なるため，指導実施者はすべての吸入器の使用法を熟知しておく必要がある．

解　説

1．セット操作の確認

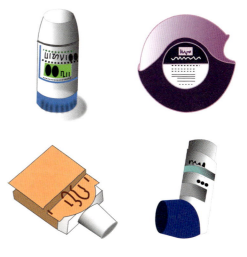

- 薬剤によってセット操作は異なるため，特に注意を要する．セット時に起こりやすいミスを以下に示す．

  - カバーを開けた後にセット動作を行わずに吸入する
    ディスカスやタービュヘイラーで起こりうる．吸入口を露出した後に追加の操作が必要な吸入器で注意が必要となる．
  - 薬剤セット後に傾ける
    特に DPI では薬剤セット後に吸入器を傾けると中の薬剤がこぼれ落ちてしまうリスクがあるため，注意を要する．
  - 1 度に 2 回分セットする
    1 回 2 吸入の指示がある場合には，1 回のセットごとに 1 吸入を行うよう指導する．2 回のセット動作を行っても，1 回分しかセットされない吸入器が多い．
    加圧式定量噴霧吸入器（pMDI）でスペーサーを用いる場合にも，複数回セットすることにより吸入効率が低下するため，1 吸入ごとに 1 回のセットを行うよう指導する．
  - 本体を傾けたままセット動作を行う
    タービュヘイラー，ツイストヘラー，スイングヘラーでは本体を適切な方向に向けた状態でセット動作を行わないと，定量性に影響が生じる可能性がある．
  - 吸入器を振らずに噴霧する
    一部の pMDI では，薬剤の均一性を確保するため，吸入前の振とうが必要となる．どの吸入器で振とうが必要かがわからなくなる可能性があるため，すべての pMDI において，吸入前に吸入器をよく振ってから吸入するように指導する．
  - 残薬を確認せずに吸入する
    残数が 0 回になった吸入剤を使い続けているケースがあるため，吸入前に残数を確認するよう指導する．
    カプセル型以外（リザーバー型）の吸入器では，残数計が付いているものも多い．

2. 吸入動作の確認

● DPIでは強く深く吸入する．pMDIやソフトミスト吸入剤（SMI）ではゆっくりと深く吸入するように指導する．

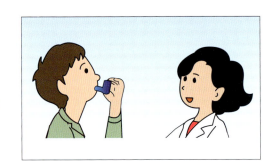

- ◆息を軽く吐き出す
  たくさんの空気を吸入するためには，事前に肺内の空気を排出しておく必要がある．
- ◆吸入器をかまえる，あるいは，唇もしくは歯で軽くくわえる
  歯や舌に薬剤が付着することを防ぐため，おちょぼ口で吸入しないように指導する．
- ◆薬剤を放出し，深く吸入する
  DPIでは薬剤を完全にエアロゾル化させるため，強く深く吸入を行う．「うどんやそばをすするように」と指導すると適切な吸入流速が得られやすい．pMDIやSMIでは噴霧操作により薬剤がエアロゾル化されるため，噴霧に同調するようにゆっくりと深く吸入する．DPIのように強く吸入すると口腔や咽頭への薬剤付着率が増加することに加え，吸入持続時間も短くなり十分に吸入できないことから，ゆっくりと吸入するよう指導する必要がある．
- ◆吸入後息を止める
  吸入したエアロゾルを気管支および肺胞領域に沈着させるため，吸入後5秒間程度息止めを行う．
- ◆ゆっくりと鼻から息を吐き出す
  副腎皮質ステロイドを含有する吸入剤では，吸入した薬剤を呼出する際に鼻から呼出（経鼻呼出）することにより，副鼻腔の炎症も改善できるとの報告があることから，鼻からの呼出を指導する．

3. 吸入後の確認

● 局所性の副作用を防止するために，うがいを徹底する．

- ◆吸入後のうがいを徹底する
  うがいにより口腔内に付着した薬剤を除去することにより，口腔カンジダ症などの局所性副作用を低減できる．副腎皮質ステロイド薬以外の吸入剤では，うがいの必要性は低いが，混乱を防ぐため，すべての吸入剤で吸入後にはうがいを行うよう指導する．
- ◆吸入器の手入れおよび保管方法
  吸入口は清潔に保つことが推奨されるが，吸湿のリスクがあるDPIでは乾いた布での清拭のみに留める必要がある．

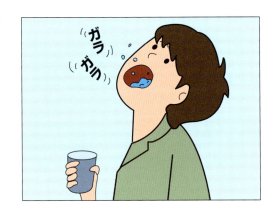

Point
DPI型，pMDI型で吸入指導が異なる．

コメント
必要に応じてスペーサーを使用することがある．

⑤ 吸入療法全般に関する状況の確認

手順

① 副作用の確認
② 残薬の確認
③ 発作・増悪時の対応に関する理解度の確認
④ 用法・用量に関する理解度の確認
⑤ 正確に吸入が行えているかの確認
⑥ 薬剤の重要性の理解度確認

2回目以降に確認する．

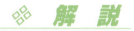

1．副作用の確認

- 吸入指導時に副作用の確認を行うとともに，初期症状や典型症状を伝えることで，セルフチェックを促す．

  - 典型的副作用および初期症状を伝える
    特に発現率の高い口腔カンジダ症や嗄声等について説明する．過度の説明はアドヒアランス低下を招く恐れがあるので注意する．

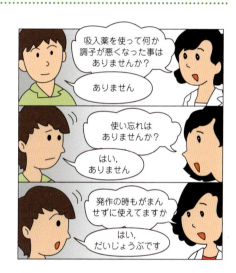

2．残薬の確認

- 残薬確認することで吸入忘れがないかを確認する．

  - 残数と処方歴を確認する
    残数および処方歴と用法・用量からアドヒアランスを推定し，必要に応じて吸入療法の意義について再指導するとともに，処方医との情報共有を行う．

3. 発作・増悪時の対応に関する理解度の確認

- 発作・増悪時の対応を理解しているか確認を行う．理解していない場合は，再度説明を行う．

  - SABA の使用タイミングについて
    発作時に SABA を用いる場合には，発作のピークまで我慢して吸入するのではなく，発作の予兆があった段階で増悪する前に吸入することが推奨されている．
  - SMART 療法について
    ステロイドと長時間作用型 β_2 刺激薬の合剤であるシムビコートタービュヘイラーでは，1日2回の定期吸入に加えて，発作時に同吸入剤の頓用を行う SMART 療法が行われることもある．使用量の上限に関して処方医と情報共有のうえで指導を行う．

> **Point**
> 患者の理解度の確認．正しく吸入を行えているかを確認することがアドヒアランスの向上につながる．

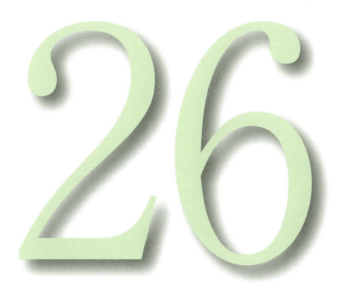

【インスリン自己注射指導】

① インスリン製剤・針などの確認
② 自己注射の準備
③ 空打ち（試し打ち）の実施
④ インスリン製剤の投与
⑤ 片付け

26. インスリン自己注射指導

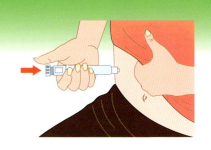

　インスリンの自己注射は基本的に患者自らが，インスリン注射をするために必要な種々の知識と技能を指導するものである．患者が安心・安全なインスリン療法を施行するために，薬の特徴などの知識や，取扱い方法などの技術的な指導が必要となってくる．

インスリン自己注射指導の流れ

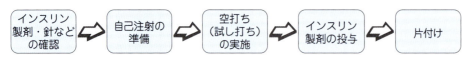

インスリン製剤・針などの確認 ⇒ 自己注射の準備 ⇒ 空打ち（試し打ち）の実施 ⇒ インスリン製剤の投与 ⇒ 片付け

- □ インスリン製剤の自己注射指導を5つのステップで行う．
- □ 患者が安心して自己注射できるように，指導する知識と技能を修得する．
- □ インスリン製剤を安全に患者が取扱いできるように指導する知識を修得する．

事前学習 OSCEレベル	代表的なインスリン製剤の取扱い方法などについて修得し，説明できるようになる．
実務実習 レベル	患者に安全で正確なインスリン製剤の自己注射ができるように，取扱い上の注意点を含め理解して指導できる知識と技能を修得する．

① インスリン製剤・針などの確認

● 自己注射時に必要な注射薬，物品などを準備する．

- ◆ 手を洗う
- ◆ インスリン製剤・針などを準備する
- ◆ インスリン製剤の状態を確認

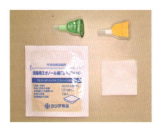
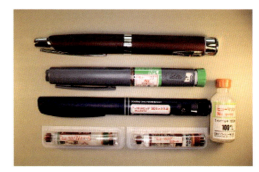

② 自己注射の準備

● 自己注射をするために注射針をセットする．

- ◆ 懸濁製剤は均一になるまで混和する
- ◆ 注射針を装着する

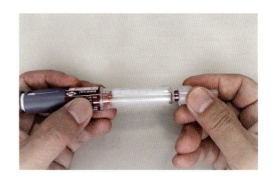

③ 空打ち(試し打ち)の実施

● 薬液が, 注射針から出ていることを確認する.

◆ インスリン製剤の目盛りを空打ち時の指定の目盛りに合わせる
◆ 注入ボタンを押す

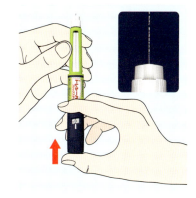

(フレックスタッチの正しい使い方を指導するために, p.4, ノボ ノルディスク ファーマ)

④ インスリン製剤の投与

● インスリン製剤を安全・正確に投与する.

◆ 投与部位を消毒し, 投与量に目盛りを合わせる
◆ 注入ボタンを押し, 薬液を投与する

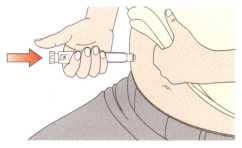

(ミリオペンの正しい使い方, 日本イーライリリー)

⑤ 片付け

● インスリン製剤投与後の片付けを行う.

◆ 注射針を安全に取りはずす
◆ インスリン製剤を室温または涼しいところで保管する

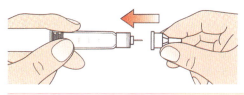

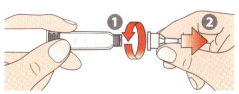

(ミリオペンの正しい使い方, 日本イーライリリー)

Point

インスリン製剤保管時の3大注意点
・凍らせない ⇒ 冷凍庫は禁止
・高温を避ける ⇒ 室温保存
・直射日光を避ける ⇒ キャップをする

補 足

・ペン型インスリン製剤を複数の患者には使用しないこと.
・インスリン製剤は, 新しく使用開始するまでは凍結を避け, 2〜8℃で保管する.
・インスリン製剤とは別に, 糖尿病患者の自己注射製剤として GLP-1 製剤が臨床使用されている. GLP-1 製剤は, 1日2回の投与から1週間に1回の投与製剤までがあり, インスリン製剤と同様に, 十分な患者説明が求められる.
・インスリン製剤による低血糖に対して, 患者に低血糖時の対策を教育するとともにブドウ糖 (5〜10 g) などを常備するように指導することが重要である.

① インスリン製剤・針などの確認

手　順

① 手洗い
② インスリン製剤・針などの確認
③ インスリン製剤の状態を確認

自己注射前に，手指を清潔にして薬剤や物品の確認を行う

解　説

1．手洗い

● 清潔な操作ができるように，事前にしっかりと手洗いを行う．

◆ 手指洗浄用の洗剤または摺込み（速乾）式の消毒剤などを用いる
◆ 洗剤での洗浄後は流水でしっかりと洗剤を流す
◆ 流水後はペーパータオル等で濡れた手指を十分に乾燥させる

2．インスリン製剤・針などの確認

● インスリン製剤，針，消毒綿など使用する物品が揃っているかを確認する．

◆ 消毒綿の準備と低血糖対策としてのブドウ糖，使用済み針の廃棄容器などの確認
◆ インスリン製剤の名称，規格などの確認を行う
・薬剤名（数字などを含むフルネーム），識別カラーなどについても確認する
・使用期限を確認する
◆ 注射針の規格を確認する
・注射針の太さを確認
・注射針の長さを確認
◆ 拡大ルーペなど補助器具の準備
◆ 患者指導時には練習用パッドを用意する

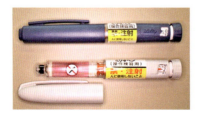
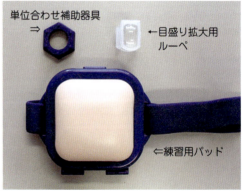

補　足

・拡大ルーペなどの補助器具は製薬企業から無償で入手可能．
・患者指導時には練習用の器材，パッド（無償）を用いて実技指導を行う．

第 26 章　インスリン自己注射指導　289

> **Point**
> ・作用時間により，超速効型，速効型，中間型，混合型，持続型（持効型）などに分類されている．
> ・薬剤名，識別カラー，タクタイルコードなどを含め，薬剤をよく確認し，取り違えて自己注射しないように（特に，複数製剤を自己注射する患者），しっかりと確認する．
> 　　タクタイルコード：注入ボタン部分に，指先で認識できるようにした凹凸のデザインのこと．
> ・インスリン製剤には，カートリッジ式ペン型注入器，キット式（プレフィルド式）ペン型注入器，箱型注入器などがある．
> ・注射針は医療用ペン型注入器の注射針基準（JIST3226-2 に準拠した A 型専用注射針）を各製剤ともに使用することから，通常は，ペン型注入器には共通して使用可能になっている．一方，針の太さ（30～34 G）や長さ（4～8 mm）の多規格の製品があり，患者の体型や年齢などに合わせて使い分ける必要がある．

> **補足**
> ・目盛りの拡大鏡（インスリン注入器に取り付ける専用の拡大鏡）や識別シールなどの補助器具が提供されている製剤もあり，必要に応じて有効に活用する．
> 　識別シール：インスリン製剤を区別しやすくする目的で，インスリン注入器本体に，製剤ごとに色や形の異なるシールや凹凸の印が付いたシール（手で触れて識別可能）が製薬企業から提供されている．

3．インスリン製剤の状態を確認

● インスリン製剤が使用可能であるかなどの確認を行う．

◆ ペン型製剤のキャップをまっすぐにはずす
◆ 製剤内の気泡の有無を確認
◆ 血液など異物の混入の有無などを確認
◆ 残量の確認

> **Point**
> ・大きな気泡がある場合は，針を装着後に気泡を抜く作業を行う．
> ・血液などの異物混入，製剤のひびや薬剤の変色などがある製剤は，使用不可である．

澄明製剤での例

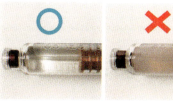

○ 正常　　×変色（逆血など）

懸濁製剤での例

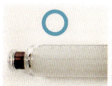　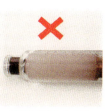

○ 正常　　×変色（逆血など）

異物の画像

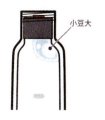

小豆大

気泡の画像

（ミリオペン適正使用のための指導者用 Q&A 集，p.12-13，日本イーライリリー）

> **補足**
> ・間違った薬剤や異物混入のある薬剤を自己注射しないように，患者に製剤・器具などの特徴や確認すべき内容をしっかりと説明し，用法用量を含めて理解してもらっておくことが重要．
> ・製剤の落下や凍結により，製剤にひびが入ることがある．保管時の取扱いが重要．
> ・注射針の取り付けなく単位設定ダイヤルを回して，注入ボタンを押した場合や，凍結させたりした場合は，ゴム栓が膨張することがあるので注意．

② 自己注射の準備

手 順

① 懸濁製剤の均一混和
② 注射針の装着

自己注射に向けて消毒後，針などをセットして準備を行う．

解 説

1．懸濁製剤の均一混和

懸濁製剤であるか否かについて確認する
・無色澄明の製剤はこの作業の必要はない

懸濁製剤の場合
- 10回以上，ゆっくりと転がす
- 10回以上，上下に振る

コメント
インスリン製剤の状態を確認し，混合が不十分な場合は左記作業を繰り返す

Point
・懸濁製剤のカートリッジ内には，混和時に製剤がよく混ざるようにガラスビーズが入っている．ガラスビーズが動いてインスリン製剤がよく攪拌される．

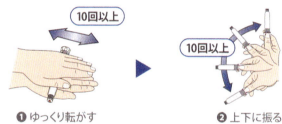
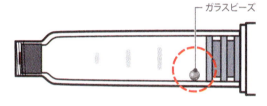

❶ ゆっくり転がす　❷ 上下に振る

混和の画像　　　　　　　　ガラスビーズの画像

（ミリオペン適正使用のための指導者用 Q&A 集，p.14，日本イーライリリー）

補 足

・十分に混和しても内壁や底部に霜状粒子などの付着物が見られたり，液中に塊や薄片が見られたりする場合は，使用しないこと．

2．注射針の装着

正確・安全に針を装着する

- インスリン製剤のゴム栓の部位をアルコール綿で清拭する
- ゴム栓の清拭時にゴム栓の状態をよく確認する
- シールをはがして中から針を取り出す
- 針を時計回りに回転させながら，まっすぐ装着する
- 針ケースと針キャップを取りはずす

> **Point**
> ・カートリッジ式インスリン製剤の内圧が何らかの原因で高くなった場合は，ゴム栓が膨れている状態になっている．この場合は，針を装着後に排液を確認しながら常圧に戻す．
> ・針装着時はゴム面に対して垂直にまっすぐ刺し込むこと．斜めに刺し込むと針が折れ曲がる原因となる．
> ・針装着時に液漏れ等の不具合がある場合は，新しい針に取り換えるなどの対策を行う．
>
>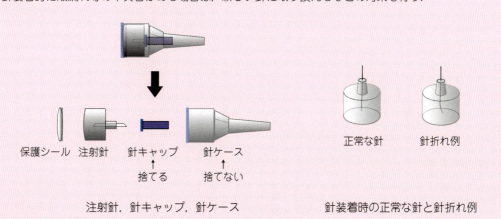
>
> 注射針，針キャップ，針ケース　　　　　針装着時の正常な針と針折れ例

> **補足**
> ・針ケースは投与後の針廃棄時に使用するので，捨てないこと．

> **コメント**
> ・針が正確に取り付けられていない場合は，この後の空打ち時に薬液が排出されない．その結果，カートリッジ内に圧力がかかることになり，ゴム栓が膨れる原因となるので注意．

③ 空打ち（試し打ち）の実施

手 順

① 空打ち時の指定の目盛りに合わせる
② 注入ボタンを押す

空打ちを行い，インスリン製剤が注射針から出ていることを確認する．

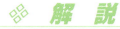

1．空打ち時の指定の目盛りに合わせる

指定の目盛りに合わせていることを確認する

- インスリン製剤中の気泡の有無を確認し，気泡が確認されれば以下の作業を行う
  ・針を上に向けて叩いて，気泡を針側（上側）に移動させる
- インスリン製剤の目盛りを空打ち時の指定の目盛りに合わせる

2．注入ボタンを押す

注入ボタンを押し，薬液の流出を確認する

- 注射針を上に向けたまま，注入ボタンを押す
- 針からインスリンの噴出が止まるまで押し続ける
- 薬液が針から出ない場合は，上記作業を繰り返す

Point
注入ボタンは薬液の噴出が終わるまで，途中で離さない．

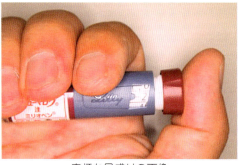
空打ち目盛りの画像

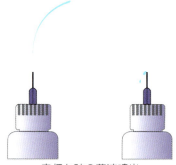
空打ち時の薬液噴出

補 足

・空打ちをしても薬液が出ない原因として，① 大きな気泡がある場合，② 注射針の目詰まりや装着ミスの場合が考えられる．
① の大きな気泡の場合は，空気は排出されて薬液が出るまで操作を繰り返す．
② の注射針が原因の場合は，針を取り換えて再度空打ちを実施し，薬液の排出を確認する．

④ インスリン製剤の投与

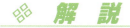

① 注射部位を消毒し，投与量に目盛りを合わせる
② 注入ボタンを押し，インスリンを投与する

医師の指示通りの投与量に目盛りを合わせ，インスリン製剤を正確・安全に投与する．

解説

1．注射部位を消毒し，投与量に目盛りを合わせる

- 注射部位を確認する
- 注射部位を消毒する
- インスリン製剤の投与単位数に目盛りを合わせる

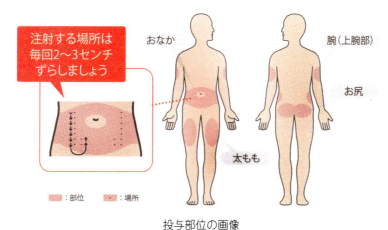

投与部位の画像
（ミリオペンの正しい使い方，日本イーライリリー）

Point
- 投与部位はおなか，お尻，太ももまたは腕のいずれかの部位に投与する．
- 投与する部位によって吸収速度が異なるので，通常は部位（おなか，お尻など）を決め，その中で注射場所を毎回，2〜3 cm 以上ずらして投与する．
- 同じ場所に繰り返し投与すると，皮膚が硬くなり（硬結），インスリンの効果が得られにくくなる原因や，発赤や痒みが発現する原因となる．

2. 注入ボタンを押し，インスリンを投与する

安全に針を刺し，正確に投与する

- ◆ インスリン製剤の目盛りが見えるように保持しながら，皮下注射になるように皮膚を軽くつまみ上げ，針を穿刺する．この針を穿刺するときは，注入ボタンには触れないこと
- ◆ 痺れなど違和感のないことを確認する
- ◆ 注入ボタンを押し，目盛りがゆっくりと戻り，「0」を表示するのを確認する
  その後，液漏れなどを防ぐために，指定された時間（5〜6秒が多い）そのまま保持する
- ◆ 静かに針を抜き，穿刺部の状態を確認する
- ◆ 注入時に押した注入ボタンは，針を抜くまで押したままで保持する

補足

- 定期的に手で触って，投与部位に硬結ができていないかを確認する．
- 製剤によって注入ボタンの押し続ける時間が異なっている．一般的には，注入ボタン押下後，10秒以上保持するように指導されていることが多い．
- 皮下注射の製剤で，静脈内投与をしないこと．万一，皮下注射時に針が血管に入った場合は，注射直後に低血糖が現れることがあるので注意する．
- 製剤に血液が混入（逆血）する原因として，注射針を穿刺した状態で注入ボタンを押す力を緩めたり離したりした場合，注射針の先端が血管に到達していた場合，皮膚の注入部位を強くつまんでいた場合があるので注意する．

Point

- 筋肉注射にならないように注射する部位を軽くつまむ．特に，皮下脂肪が少ない人には，効果的である．
- 強くつまむと，インスリン製剤に血液が異物として混入することがある．
- 通常は，針を垂直に穿刺するが，長い針の場合は，皮膚をつまむ必要があり，ときに，斜めに刺すこともある．
- 逆血防止のため，注入ボタンを押したまま（投与中に注入ボタンを離さない）で針を抜く．

コメント

- 針を斜めに刺すと，痛みを強く感じやすくなるので，患者の体型などに合わせた適正な長さの注射針の選択が望まれる．

第 26 章　インスリン自己注射指導　**295**

⑤ 片付け

手　順

① 注射針を安全に取りはずす
② インスリン製剤のキャップを付け保管する

注射針を安全に廃棄し，次回使用までインスリン製剤を適正に保管する．

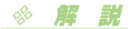

1．注射針を安全に取りはずす

使用後の注射針を安全に廃棄する

◆ 注射針に針ケースを付ける
◆ 注射針を取りはずす
◆ 針を適正に廃棄する

Point
・使用後は必ず針を取りはずす．針を装着した状態で保管すると，気泡の発生の原因となる．

2．インスリン製剤を保管する

次回使用まで適正に保管する

◆ ペン型製剤は製剤にキャップを閉めて遮光保存する
◆ 使用開始後 28 日以内に使用し，残った場合は廃棄する
◆ 使用中は凍結・高温多湿を避け，30℃以下の室温で保管管理する
◆ 異物などが付着しないように清潔に管理する

Point
・使用中のインスリン製剤は冷蔵庫に保管しないこと．

補　足

・ペン型インスリン製剤は，他の人に使用した場合，感染のおそれがあるため他の人と共有しないように指導すること．
・使用済みの針とインスリン製剤の廃棄は，主治医や医療機関の指示に従って廃棄すること．

MEMO

27

【製剤－散剤の調製例－】

① 賦形剤の秤取
② 賦形剤の篩過
③ 主薬の秤取
④ 粗混合
⑤ 粗混合（倍数希釈）
⑥ 篩過混合

27. 製剤―散剤の調製例―

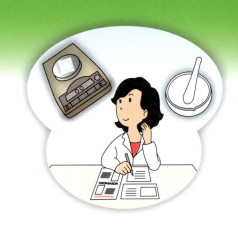

【製剤処方】1% 赤色 3 号アルミニウムレーキ乳糖
1) 赤色 3 号アルミニウムレーキ＊　　1 g
2) 乳糖（粉末）＊　　　　　　　　 99 g
　　　　　　　　　　　　＊P 乳糖

製剤（散剤調製）の流れ

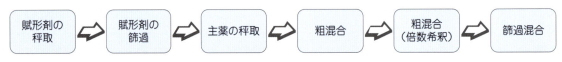

- ☐ 本製剤は院内製剤散剤（劇薬など）の着色剤として用いる．
- ☐ 乳糖（賦形剤）には粒度分布の異なる複数の種類があるので，間違えないよう注意する．
- ☐ 作業表で工程を確認しながら調製を行う．
- ☐ 原料の秤取は 2 人で確認しながら行う．

事前学習 OSCE レベル	事前学習では，希釈散剤の基本的な調製方法を学ぶ． OSCE にはその課題としての「製剤の調製」はない．
実務実習 レベル	一般に，調製方法や使用する器具・機器は，施設によって異なるのでこれに従う．また，本製剤を用いて実際に散剤を着色する．

① 賦形剤の秤取

● 100 g 以上の乳糖（粉末）を秤取する．

- ◆ 秤取量の確認
- ◆ 混入異物の有無の確認
- ◆ 器具
  ：スパーテル，秤量皿，電子天秤

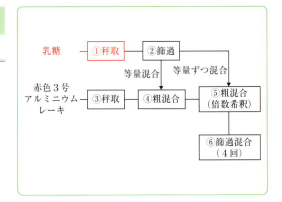

② 賦形剤の篩過

● 秤取した乳糖の全量を 200 号ふるいで篩過する．

- ◆ ふるい号数の確認
- ◆ 乳糖の篩過
- ◆ 混入異物の有無の確認
- ◆ 器具
  ：200 号ふるい，乳棒（または押し木），ボール，スパーテル

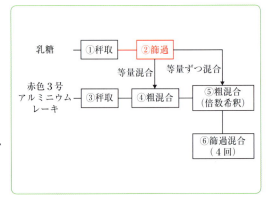

③ 主薬の秤取

● 赤色3号アルミニウムレーキ1gを秤取する.

- ◆ 秤取量の確認
- ◆ 混入異物の有無の確認
- ◆ 篩過乳糖による秤量紙の共洗い
- ◆ 全重量の確認
- ◆ 器具
  ：スパーテル，秤量紙，電子天秤，乳鉢

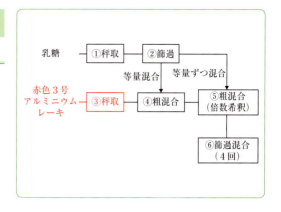

④ 粗混合

● 赤色3号アルミニウムレーキに等量程度の篩過乳糖を加えて，粗混合する.

- ◆ 篩過乳糖の秤取
- ◆ 主薬と賦形剤の粗混合
- ◆ ある程度の均一性の確認
- ◆ 器具
  ：スパーテル，乳鉢（またはボール），乳棒（またはスパーテル）

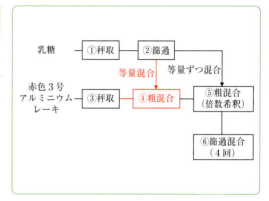

⑤ 粗混合（倍数希釈）

● 倍数希釈法により篩過乳糖を加えて，粗混合を繰り返し，秤量篩過乳糖の全量と混合する.

- ◆ 倍数希釈法による粗混合
- ◆ 各混合段階での，ある程度の均一性の確認
- ◆ 混入異物の有無の確認
- ◆ 全重量の計量・確認
- ◆ 器具
  ：スパーテル，乳鉢（またはボール），乳棒（またはスパーテル），電子天秤，秤量紙

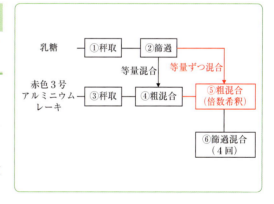

⑥ 篩過混合

● ⑤で製した粗混合物を100号ふるいで篩過する.
● この篩過混合操作を4回繰り返す.

- ◆ 篩過混合の繰り返し
- ◆ 均一性の確認
- ◆ 混入異物の有無の確認
- ◆ 全重量（収量）の計量
- ◆ 器具
  ：100号ふるい，乳棒（または押し木），ボール，スパーテル電子天秤，秤量紙

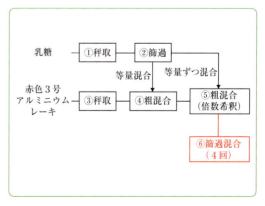

① 賦形剤の秤取

解説

- 電子天秤を用いて，100 g 以上の粉末乳糖を秤取する（電子天秤は，水準器で水平を確認し，秤量皿を載せてゼロ点補正を行っておく）．
- 秤取粉末に混入異物がないことを確認する．

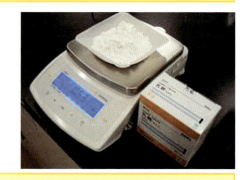

② 賦形剤の篩過

解説

- 200号ふるいをボールにセットし，乳棒（または押し木）を用いて，①で秤取した乳糖を全量篩過する．
- 乳糖の篩過は少量ずつふるいに載せて行い，時折，ふるい面を乳棒（または押し木）で軽くたたいて，ふるい面を覆う粉末を崩しながら篩過する．
- 篩過粉末に混入異物がないことを確認する．

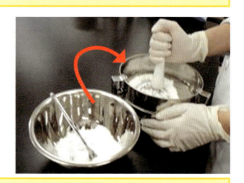

③ 主薬の秤取

解説

- 電子天秤を用いて，1 g の赤色3号アルミニウムレーキ粉末を正確に秤取し，粗混合用の乳鉢に移す．
- 秤取粉末に混入異物がないことを確認する．
- 秤取に用いた秤量紙は，②で篩過した乳糖の少量で共洗いする．
- 共洗いした乳糖を秤取した主薬に加え，その全重量を計量しておく（Ag）．

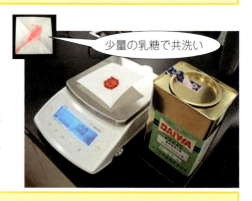

少量の乳糖で共洗い

④ 粗混合

解説

- ②で篩過した乳糖のうち，(100 − A) g を秤取する（秤取篩過乳糖）．
- ③で計量した主薬（Ag）に，等量程度の秤取篩過乳糖を加え，ある程度均一となるまで混合する（粗混合）．

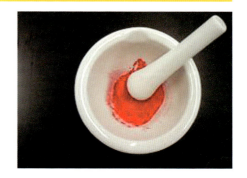

⑤ 粗混合（倍数希釈）

解説

- ④で製した粗混合物に，これと等量程度の秤取篩過乳糖を加えて，粗混合する．
- 以後同様に，加える秤取篩過乳糖を倍量ずつ増やしながら粗混合を繰り返して秤取篩過乳糖の全量と混合し，全重量を確認する．
- 混合粉末に混入異物がないことを確認する．

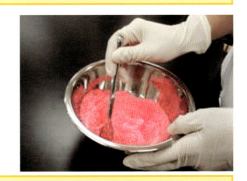

⑥ 篩過混合

解説

- 100号ふるいをボールにセットし，乳棒（または押し木）を用いて，⑤で製した粗混合物を篩過する（篩過混合）．
- この篩過混合を4回繰り返し，均一となったことを確認する．
- 製剤に混入異物がないことを確認し，全量（収量）を計量する．
- 気密容器に入れてラベルを貼付し，遮光保存する．

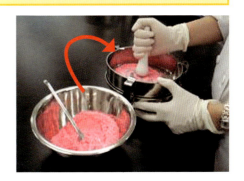

補足

○ 散剤の着色例

1％赤色3号アルミニウムレーキ乳糖は，下記のような院内製剤において着色に用いられる．

【製剤処方】0.1％硫酸アトロピン散
1) アトロピン硫酸塩水和物	0.5 g
2) 1％赤色3号アルミニウムレーキ乳糖	5 g
3) 乳糖（粉末）[P乳糖]	250 g
4) 乳糖（結晶）[CF乳糖]	244.5 g
全量	500 g

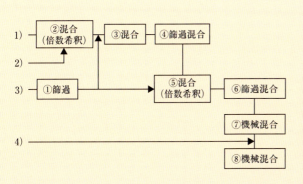

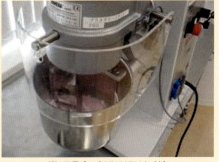

機械混合（ERWEKA社）

（黒川信夫監修（2009）病院薬局研修ガイドブック，薬学図書設計/ハイサム技研）

MEMO

28

【製剤－坐剤の調製例－】

① 主薬の粉砕
② 主薬粉末の篩過
③ 基剤の溶融
④ 主薬粉末と基剤の混和
⑤ 坐剤型への充填
⑥ 冷却・固化と封入

28. 製剤―坐剤の調製例―

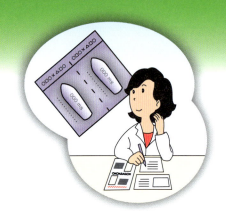

【製剤処方】レボチロキシン 100μg 坐剤
1) チラーヂンS 50μg 錠　　20 錠
2) ホスコ E−75　　　　　　8 g
3) ホスコ H−15　　　　　　8 g
　　　　　　　　以上を坐剤 10 個分とする．

製剤（坐剤調製）の流れ

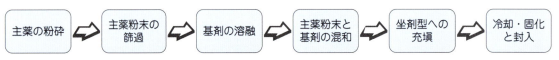

- 物理化学的性質の異なる複数種類の基剤があるので，間違えないよう注意する．
- 作業表で工程を確認しながら調製を行う．
- 原料の秤取は 2 人で確認しながら行う．
- 基剤についての資料を用いて，この製剤の融点を調べておく．
- 調整中の損失分をあらかじめ考慮して 5〜10％の過剰量の主薬・基剤で調整を行ってもよい．

事前学習 OSCE レベル	事前学習では，坐剤に特徴的な調製方法の概要を学ぶよう心がける．OSCE にはその課題としての「製剤の調製」はない．
実務実習レベル	一般に，調製方法や使用する器具・機器は，施設によって異なるのでこれに従う．さらに，本製剤の臨床的必要性についても調査する．

① 主薬の粉砕

- 20 錠のチラーヂンS 錠（50μg 錠）を乳鉢にとり，乳棒で粉砕して粉末化する．

- 錠剤の規格と錠数の確認
- 錠剤の粉砕・粉末化
- 混入異物の有無の確認
- 器具
  ：乳鉢，乳棒

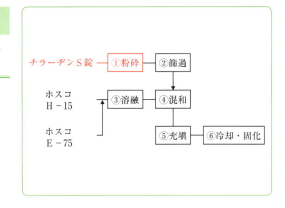

② 主薬粉末の篩過

- 粉砕したチラーヂンS 錠の粉末を 200 号ふるいで篩過し，重量を測定する．

- 粉末の篩過
- 混入異物の有無の確認
- 篩過粉末の重量測定
- 器具
  ：スパーテル，ボール，200 号ふるい，乳棒（または押し木），秤量紙，電子天秤

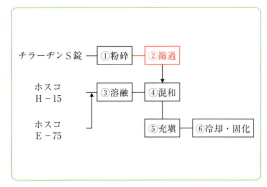

③ 基剤の溶融

● ホスコE−75とホスコH−15を各8g秤取し，これらを合わせて加温し溶融する．

◆ 基剤と秤取量の確認
◆ 混入異物の有無の確認
◆ 基剤の溶融
◆ 器具
　：電子天秤，スパーテル，秤量紙，ビーカー，ホッティングスターラー，スターラーバー，温度計，湯浴

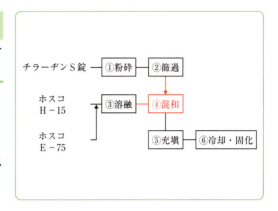

④ 主薬粉末と基剤の混和

● 溶融した基剤を加温攪拌しながら，篩過した粉末を加えて混和する．

◆ 篩過粉末と溶融基剤の混和
◆ 均一混和の確認
◆ 混入異物の有無の確認
◆ 器具
　：ホッティングスターラー，スターラーバー，スパーテル

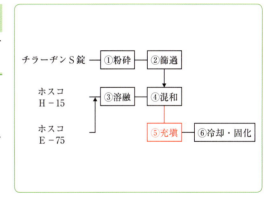

⑤ 坐剤型への充填

● 粉末と基剤の混和物を10個の坐剤型（コンテナー：2.25 cc容量）に分注・充填する．

◆ コンテナーの清浄の確認
◆ コンテナーへの分注・充填
◆ 器具
　：コンテナー，コンテナースタンド，分注器（シリンジ），電子天秤

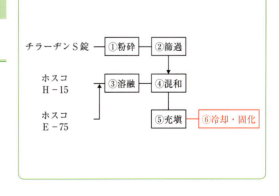

⑥ 冷却・固化と封入

● コンテナーを自然冷却する．
● 内容の固化後，開口部を封じる．

◆ 坐剤の固化による成型
◆ 成型外観の確認

① 主薬の粉砕

解説

- チラーヂンS錠には複数の規格があるので注意する．
- 錠剤20錠を乳鉢に入れ，最初に乳棒で押し潰すようにして細片化した後，すり潰して粉末状にする．
- 次の工程である篩過においてふるい残らないよう，十分に細粉化し，混入異物がないことも確認する．

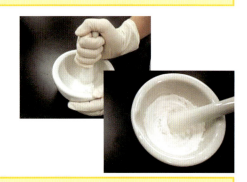

② 主薬粉末の篩過

解説

- 200号ふるいをボール（または乳鉢）にセットし，チラーヂンS末を乳棒（または押し木）で篩過する．
- 篩過粉末に混入異物がないことを確認する．
- 篩過粉末の重量を秤量しておく（チラーヂンS 50μg錠1錠の重量は100 mgであるので，20錠では約2 gとなる）．

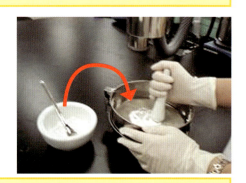

③ 基剤の溶融

解説

- 2種の基剤（各8 g）を正確に秤取し，ビーカーに入れて湯浴で加温し溶融する．
- 溶融基剤に混入異物がないことを確認する．
- 溶融基剤の入ったビーカーをホッティングスターラーにセットし，よく撹拌するとともに，基剤温度を約50℃に維持する．

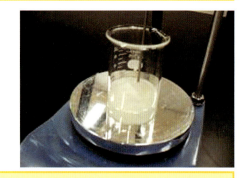

④ 主薬粉末と基剤の混和

解説

- 約50℃に維持した溶融基剤を撹拌しながら，これにチラーヂンSの篩過粉末を少しずつ加え，均一となるよう，よく混和する．
- 混和物に混入異物がないことを確認する．

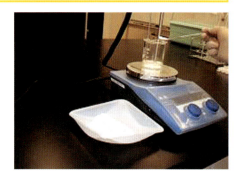

⑤ 坐剤型への充填

解説

- 清浄なプラスチック製の坐剤コンテナー（2.25 cc 容量/個）をスタンドにセットし，電子天秤に載せてゼロ点補正する．
- 溶融混和物を，撹拌しながら，分注器（シリンジ）を用いてコンテナーに充填していく（1個の充填重量は約 1.8 g →主薬と基剤の実重量により決定）．

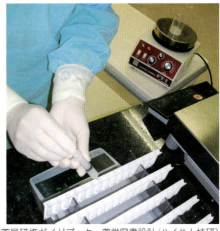

（黒川信夫監修（2009）病院薬局研修ガイドブック，薬学図書設計/ハイサム技研）

⑥ 冷却・固化と封入

解説

- コンテナーを自然放冷し，充填内容を固化させる．
- 放冷時と分注時との温度差が 15～20℃ を超えると，亀裂や破損が生じることがある．
- 固化後，コンテナーの開口端をテープなどで塞ぎ，コンテナー全体をアルミ箔などで包んで遮光し，ラベルを貼付する．
- 密閉容器または気密容器に入れて冷所保存する．

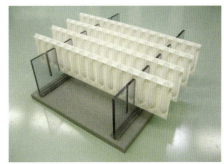

（黒川信夫監修（2009）病院薬局研修ガイドブック，薬学図書設計/ハイサム技研）

補足

○ 坐剤のブルーミング
　坐剤表面に粉が吹き出したようになる現象のことで，基剤に溶解した薬剤の析出や，基剤成分中の脂肪や高融点の成分の結晶化により発生し，坐剤を適用する粘膜部位を刺激することもある．薬剤の析出を防止するためには基剤に対する溶解度を上昇させ，基剤中の脂肪の析出に対してはレシチンを添加することなどが有効とされる．
（黒川信夫監修（2009）病院薬局研修ガイドブック，薬学図書設計/ハイサム技研）

○ 薬局製剤
　薬局がその設備・器具を用い，都道府県知事の承認・許可を得て，厚生労働省が指定した成分を混和・溶解など簡単な物理的操作により製造し販売するもの（レボチロキシン 100 μg 坐剤は薬局製剤ではなく院内製剤）．
（参考書）日本薬剤師会編集（2003）作ってみよう薬局製剤，薬事日報社
　　　　　日本薬剤師会編集（2005）続・作ってみよう薬局製剤，薬事日報社

MEMO

編 者 紹 介

髙田　充隆（たかだ　みつたか）
1954 年 6 月 30 日生
長崎大学大学院薬学研究科修士課程修了，博士（薬学）
元近畿大学薬学部医療薬学科　教授
専門：臨床薬学，薬剤疫学，データベース解析研究
趣味：映画鑑賞

グラフィックガイド
薬剤師の技能〔第 2 版〕
―理論まるごと実践へ―

定価（本体 7,000 円＋税）

2009 年 8 月 30 日　初版発行 ©
2018 年 3 月 16 日　第 2 版発行
2025 年 3 月 27 日　4 刷発行

編　　者　髙田充隆

発行者　廣川重男

印刷・製本　日本ハイコム
表紙デザイン　㈲羽鳥事務所
本文イラスト

発行所　京都廣川書店

東京事務所　東京都千代田区神田小川町 2-6-12 東観小川町ビル
　　　　　　TEL 03-5283-2045　FAX 03-5283-2046
京都事務所　京都市山科区御陵中内町　京都薬科大学内
　　　　　　TEL 075-595-0045　FAX 075-595-0046

URL：https://www.kyoto-hirokawa.co.jp/

ISO14001 取得工場で印刷しました